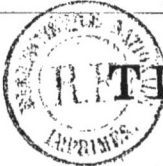

R. THESE

POUR

LE DOCTORAT EN CHIRURGIE

Présentée et soutenue le 4 juillet 1870,

Par L.-E. MAZERY,

Né à l'Ile Maurice.

DOCTEUR EN MÉDECINE,

ANCIEN ÉLÈVE EN MÉDECINE ET EN CHIRURGIE DES HÔPITAUX DE PARIS.

DE L'ANUS ARTIFICIEL

CHEZ L'ADULTE.

Le Candidat repondra aux questions qui lui seront faites sur les diverses parties de l'enseignement médical.

PARIS

A. PARENT, IMPRIMEUR DE LA FACULTÉ DE MÉDECINE

31, RUE MONSIEUR-LE-PRINCE, 31

1870

FACULTÉ DE MÉDECINE DE PARIS

Doyen, M. WURTZ.
Professeurs. MM.

Anatomie.	SAPPEY.
Physiologie.	LONGET.
Physique médicale.	GAVARRET.
Chimie organique et chimie minérale.	WURTZ.
Histoire naturelle médicale.	BAILLON.
Pathologie et thérapeutique générales.	N...
Pathologie médicale.	AXENFELD. HARDY.
Pathologie chirurgicale.	DOLBEAU. VERNEUIL.
Anatomie pathologique.	VULPIAN.
Histologie.	ROBIN.
Opérations et appareils.	DENONVILLIERS
Pharmacologie.	REGNAULD.
Thérapeutique et matière médicale.	GUBLER.
Hygiène.	BOUCHARDAT.
Médecine légale.	TARDIEU.
Accouchements, maladies des femmes en couche et des enfants nouveau-nés.	PAJOT.
Pathologie comparée et expérimentale	BROWN-SÉQUARD.

Chargé de cours.

Clinique médicale.	BOUILLAUD. SÉE (G.). LASÈGUE. BÉHIER.
Clinique chirurgicale.	LAUGIER. GOSSELIN. BROCA. RICHET.
Clinique d'accouchements.	DEPAUL.

Doyen honoraire, M. le Baron PAUL DUBOIS.

Professeurs honoraires :
MM. ANDRAL, le Baron JULES CLOQUET, CRUVEILHIER, DUMAS et NÉLATON.

Agrégés en exercice.

MM.	MM. DE SEYNES.	MM. ISAMBERT.	MM. PAUL.
BAILLY.	DESPLATS.	JACCOUD.	PERIER.
BALL.	DUPLAY.	JOULIN.	PETER.
BLACHEZ.	FOURNIER.	LABBÉ (Léon).	POLAILLON.
BUCQUOY.	GRIMAUX.	LEFORT.	PROUST.
CORNIL.	GUYON.	LUTZ.	RAYNAUD
CRUVEILHIER.		PANAS.	TILLAUX.

Agrégés libres chargés de cours complémentaires.

Cours clinique des maladies de la peau.	MM. N...
— des maladies des enfants.	ROGER.
— des maladies mentales et nerveuses.	N...
— de l'ophthalmologie.	N...
Chef des travaux anatomiques.	Marc SÉE.

Examinateurs de la thèse.

MM. LAUGIER, *Président*, VULPIAN, LEFORT, DUPLAY.

M. LE FILLEUL, *Secrétaire.*

A MON PÈRE & A MA MÈRE

A MA FAMILLE

ET

A MA NOUVELLE FAMILLE

A MES AMIS.

A M. E. BROWN-SÉQUARD,

PROFESSEUR DE PATHOLOGIE COMPARÉE ET EXPÉRIMENTALE

A LA FACULTÉ DE MÉDECINE,

MEMBRE DE L'ACADÉMIE IMPÉRIALE DE MÉDECINE, ETC, ETC.

ET

A M. F. GUYON,

PROFESSEUR AGRÉGÉ A LA FACULTÉ DE MÉDECINE DE PARIS,

CHIRURGIEN DE L'HÔTITAL NECKER,

CHEVALIER DE LA LÉGION D'HONNEUR, ETC., ETC.

A MES MAITRES.

AVANT-PROPOS

Etablir un *anus artificiel* chez l'adulte constitue, en chirurgie, une opération délicate et grave. C'est avec hésitation et, souvent, après une longue attente qu'on s'y décide. Bien des malades ont succombé, peut-être, par suite de cette attente même. La cause du mal, le siége de la lésion, sont souvent difficiles à reconnaître; le chirurgien est tardivement appelé; la mort est prochaine; la vie du malade peut dépendre alors d'une décision plus ou moins prompte. La perplexité est grande, on le comprend. Saisir l'indication, choisir le lieu, opérer, voilà ce qui est réclamé avec urgence. Voir juste et se décider à temps, tout est là. Un fait généralement observé devrait, cependant, donner confiance au chirurgien, c'est le soulagement immédiat qui succède à l'opération. Il y a un moment la mort était imminente, les souffrances horribles,—maintenant tout a disparu, l'opération a ramené le calme. Dans un certain nombre de cas, il est vrai, on voit le malade s'éteindre peu de jours après l'opération, mais le plus souvent, quoique la maladie primitive soit incurable, la vie est prolongée et rendue supportable; dans d'autres cas, enfin, la guérison est définitive. C'est plus qu'il n'en fallait pour enhardir les chirurgiens et les encourager dans leurs tentatives : aussi, bien plus souvent le succès couronne maintenant leur généreuse hardiesse.

Me servant de matériaux puisés dans les publications françaises et étrangères, j'ai essayé de décrire les circonstances qui avaient pu donner lieu à cette grave opération de l'anus artificiel. Les recueils anglais que j'ai consultés m'ayant montré que l'on avait souvent eu recours à cette opération pour des cas très-divers, avec des succès variés, j'ai cru bon de signaler cette pratique.

Aux observations que j'ai pu réunir à l'appui de mon travail, j'ai ajouté deux observations inédites dues à mon excellent ami, M. le D¹ F. Guyon, professeur agrégé à la Faculté de Médecine de Paris et chirurgien de l'hôpital Necker; c'est sur ses indications que j'ai entrepris ce travail. Je tiens à remercier ici, publiquement, M. le D¹ Guyon, de son extrême obligeance et de ses bons conseils.

Mon travail comprend l'historique de l'opération chez l'adulte, les indications, les symptômes et la marche des accidents qui provoqueront l'intervention active du chirurgien, le diagnostic, le pronostic, l'opération et ses suites : mais ce sont surtout les indications de l'opération et l'opération elle-même qui m'ont le plus occupé.

Dans les *indications*, j'ai fait plusieurs classes des différentes affections qui ont réclamé la création d'un anus artificiel : c'est là que j'ai groupé la plus grande partie de mes observations.

La disposition même de mon travail ne me permettait pas de trop m'appuyer sur la statistique des faits que je citais, pour montrer les succès ou les insuccès de l'opération, parce que mon choix a dû se porter le plus souvent sur les observations suivies d'autopsies ou sur les diagnostics certains. Malgré cela, tenant bien compte toutefois de cette circonstance particulière, j'ai cru pouvoir me servir de mes observations pour montrer les bons effets de l'opération.

Dans mon travail j'ai voulu signaler le bon accueil fait en Angleterre aux travaux d'Amussat; presque toutes les opérations d'anus artificiel pratiquées en ce pays ont été entreprises d'après les données, et pour ainsi dire, sous l'impulsion du chirurgien français.

L'ANUS ARTIFICIEL

CHEZ L'ADULTE

DÉFINITION ET DIVISION

L'*anus artificiel* est une ouverture pratiquée par le chirurgien à la paroi abdominale et à une anse intestinale, et rendue permanente dans le but de suppléer à l'anus naturel (1).

Par cette définition, l'*anus artificiel* est nettement séparé de l'*anus* contre nature *congénital*, qui se montre dès la naissance, et de l'*anus accidentel* ou anus contre nature, proprement dit, qui succède à une perforation de l'intestin hernié, perforation naturelle ou complétée par la main du chirurgien.

Pour pratiquer un *anus artificiel* le chirurgien peut choisir l'une des régions suivantes :

1° Le périnée,

2° La paroi antérieure de l'abdomen,

3° La région lombaire.

J'éliminerai tout d'abord la première région, à cause du point de vue particulier où je me place; on n'y pratique un anus artificiel que chez les très-jeunes enfants, dans le cas d'imperforation du rectum.

Il reste donc deux autres régions où le chirurgien peut

(1) F. Guyon, Dict. encycloped. des sciences médicales, t. V, p. 521.
1870. Mazery.

2

atteindre le tube intestinal dans les cas d'occlusion de cet organe ou d'étranglement interne. Ces deux régions ont donné naissance à deux grandes méthodes opératoires : — l'une, appelée *méthode de Littre*, est pratiquée sur la paroi abdominale antérieure ; le péritoine est compris ici dans l'incision. L'autre est la *méthode de Callisen* : on opère dans la région lombaire et l'on arrive jusqu'au gros intestin sans toucher au péritoine.

A ces deux méthodes se rattachent plusieurs procédés opératoires dont nous parlerons plus loin. Nous ferons seulement remarquer que *Littre* et *Callisen* eurent l'égal sort de ne pas exécuter sur le vivant ce que leur esprit avait su concevoir.

HISTORIQUE.

La marche que suit la nature dans ses efforts pour la guérison des lésions profondes de la paroi abdominale et des intestins a dû attirer l'attention des médecins de tous les temps et leur servir de guide : *au danger pressant, les moyens extrêmes ;* dans tous les siècles les praticiens paraissent l'avoir compris ainsi.

Praxagore, dit Cœlius-Aurelianus (1), après avoir inutilement essayé différents remèdes contre l'*ileus*, incisait la paroi abdominale et l'intestin ; puis, ayant fait sortir les excréments, il recousait l'intestin et le remettait en place. Ceci se passait plus de trois siècles avant l'ère chrétienne. Plus tard il nous a été transmis des relations d'opérations de hernies, d'extractions de corps étrangers des voies digestives (2), etc., etc. ; — mais il faut arriver jusqu'à Littre, en 1710 (3), pour trouver les indications précises sur l'opération de l'anus artificiel. Ce fut l'autopsie d'un enfant imperforé qui lui inspira cette belle idée rendue plus tard si féconde par d'habiles chirurgiens. « M. Littre voulant rendre son « observation utile, dit Fontenelle, a imaginé et proposé une « opération chirurgicale fort délicate pour les cas où l'on « aurait reconnu une semblable conformation. Il faudrait « faire une incision au ventre et recoudre ensemble les deux « parties d'intestin après les avoir rouvertes, ou du moins « fait venir la partie supérieure de l'intestin à la plaie du

(1) Lib. iii, cap. 17.
(2) Mémoires de l'Académie de chirurgie, t. I, in-4, p. 595, 604.
(3) Mémoires de l'Académie des sciences, année 1710, p. 36.

« ventre, que l'on ne fermerait jamais et qui ferait fonction
« d'anus. » — Malheureusement l'historien de l'Académie ne
crut pas devoir être plus explicite et négligea de transmettre
les détails que Littre donna très-certainement à l'appui de sa
proposition.

Soixante-six années s'étaient écoulées sans que l'idée de
Littre eût été mise à exécution, lorsque *Piloré*, chirurgien de
Rouen, en fit l'essai sur un adulte. Cette opération eut lieu en
1776. Le malade était affecté de rétrécissement du rectum
et sa mort paraissait très-prochaine. Le manuel opératoire
tracé par Pilore est excellent. Il fit son incision dans la fosse
iliaque droite et atteignit la cæcum. Le malade mourut
28 jours après l'opération, mais cette mort fut acciden-
telle et causée très-certainement par la gangrène des intestins, gangrène occasionnée par les deux livres de mercure
que le patient avait cru devoir avaler avant l'arrivée du chirurgien. Par une fatalité incroyable, malgré de pressantes
demandes, les détails de cette opération restèrent longtemps
cachés. Amussat ne put les avoir de la famille de Pilore qu'en
1839; mais, bien longtemps avant cette époque, Martin, le
jeune, dans un rapport à la Société de médecine de Lyon, en
1798, — Fine, dans son second mémoire sur l'entérotomie (1), — Serrand (2), parlèrent de ce fait, ou plutôt en
firent mention.

Quoique n'y faisant aucune allusion, il est très-probable
que Callisen eut connaissance de la communication de Littre à
l'Académie des sciences; mais, soit qu'il connût le résultat
de l'opération de Pilore, soit qu'il fût vraiment l'inventeur
de l'entérotomie lombaire, Callisen est le premier qui parla
de cette méthode pour arriver jusqu'aux intestins sans léser

(1) An XIII.
(2) Thèse de Montpellier, 1844.

le péritoine. On trouve, en effet, dans le *Systema chirurgiæ hodiernæ*, Hafniæ, 1790, t. II, p. 633, l'indication suivante :
« Si cavum intestinale cultro vel paracenterio attingi nequeat,
« vix servari poterit æger. Quæ proposita sub hoc rerum
« statu fuit incisio intestini cæci vel coli descendentis ut
« anus paretur artificialis, remedium præbet omninò anceps
« atque ambiguum, atque hâc operatione vix vita miselli ser-
« vari poterit. »

Dans les éditions qui suivirent (1800) il s'explique un peu plus : « Sectione in regione lumbari sinistrâ, ad marginem
« musculi quadrati lumborum facta. »

L'idée n'était qu'émise par Callisen, ce fut Amussat qui la rendit célèbre en l'exécutant et la perfectionnant. Depuis les beaux travaux de ce chirurgien, les deux grandes méthodes ont de nombreux partisans. Si, en France, l'indication donnée par Littre est plus souvent suivie, en Angleterre on a presque toujours recours à la colotomie lombaire. Et dans les deux pays, on compte des succès.

J'ai parlé un peu longuement de l'éclosion de cette belle conception chirurgicale, — dans les lignes qui vont suivre, je citerai rapidement les noms des chirurgiens qui firent les premières opérations d'anus artificiel chez les adultes jusqu'à Amussat, dont les travaux imprimèrent un nouvel élan dans cette heureuse voie.

En 1797, Fine, de Genève, opère une femme de 63 ans, affectée d'une squirrhe de la partie supérieure du rectum. Il incise la région ombilicale sur la ligne médiane, au-dessous de l'ombilic. Son incision est verticale. Le côlon transverse est ouvert. La femme survit trois mois et demi.

En 1818, Freer, de Birmingham (2), fait l'opération de

(1) Annales de la Société de médecine de Montpellier, t. VI.
(2) *In* London med. phys. Journal, 1821.

Littre à un homme de 47 ans pour un rétrécissement du rectum.

En 1820, Pring (1) opère une femme de 64 ans pour un
rétrécissement du rectum. Il emploie la méthode de Littre. La
femme meurt huit jours après l'opération.

En 1824, Martland, de Blackburn (2), se sert aussi de la
méthode de Littre pour un homme de 44 ans affecté de rétrécissement du rectum. Le malade survit.

En 1839, Amussat (3) modifie le procédé opératoire indiqué
par Callisen. Pour cause d'obstruction du rectum il opère une
femme de 48 ans et un homme de 62 ans. Les deux malades
ont survécu.

Dès la publication du mémoire d'Amussat, le procédé décrit par le chirurgien français et si habilement exécuté et
chaudement recommandé par lui, est adopté en Angleterre;
les opérations d'anus artificiel, jusque-là très-rares (4) par la
méthode de Littre (5), deviennent de plus en plus fréquentes,
mais, désormais, c'est à la colotomie lombaire que les chirurgiens anglais vont recourir le plus souvent. Je ne puis m'empêcher de citer les noms des premiers chirurgiens qui essayè-
rent en Angleterre le procédé d'Amussat : ce sont les D⁰ˢ
Clément, en 1841, — Teale, en mars 1842, — Jukes, en mai
1842. — Depuis lors la méthode de Littre et celle de Callisen
sont en présence ; elles ont donné lieu à de vives discussions,
soit dans les feuilles scientifiques, soit dans les académies, et
très-probablement le débat durera longtemps encore.

(1) *In* London med. phys. Journal, 1821.
(2) *In* Edinburgh med. and surg. Journal, 1825.
(3) *In* Mémoire lu à l'Académie royale de médecine, 183 .
(4) Les opérations d'anus artificiel ont été *beaucoup plus fréquentes* en
France qu'en Angleterre ; seulement en France, de 1776 à 1839, ces opérations ne furent faites que sur des enfants imperforés ou mal conformés.
(5) Années 1816, 1818, 1820, 1834

Si j'ai négligé jusqu'ici de citer les travaux des premiers chirurgiens qui s'efforcèrent de mettre en pratique ou de faire bien comprendre l'idée émise par Littre, c'est que cela n'entrait pas dans le plan de mon travail. Ils ont opéré sur des enfants, et je ne m'occupe que des adultes. Mais leurs noms doivent trouver place ici, car ils surent lutter contre l'influence contraire de maîtres autorisés, tels que Van Swieten, Bertin, etc., etc., et leurs travaux donnèrent une consécration à la pensée de Littre. Nous citerons donc *Antoine Dubois*, en 1783 (1), — *Duret*, de Brest, en 1793 (2), — *Dumas*, de Montpellier, en 1797 (3), — les rapports d'*Allan* et de *Martin*, etc., etc., etc. Par leurs nobles efforts, ces maîtres ont contribué à l'illustration de la chirurgie française, ils méritent donc toute notre reconnaissance.

(1) *In* Recueil périodique de la Soc. de méd. de Paris, t. III, p. 125.
(2) *In* Recueil périodique de la Soc. de méd. de Paris, t. IV, p. 45.
(3) *In* Recueil périodique de la Soc. de méd. de Paris, t. III, p. 46.

INDICATIONS.

La détermination que doit prendre le chirurgien touchant toute opération à pratiquer reposant sur les indications, j'essayerai de préciser ce point important. Aussi souvent que je pourrai le faire, je montrerai par des observations les effets de l'intervention chirurgicale. Cette intervention n'a pas toujours été couronnée de succès, mais il en est ainsi de toutes les grandes opérations.

En parcourant les faits que je citerai bientôt on sera frappé de la marche des accidents : la situation du malade est tellement grave, les symptômes sont tellement effrayants, qu'on est étonné des succès obtenus. Ainsi que je l'ai dit plus haut, un point fort intéressant et digne de remarque, c'est le bien-être immédiat qu'éprouve le malade après l'opération, — ce bien-être n'a pas été durable dans tous les cas observés, mais on est heureux de constater qu'il est *presque toujours* produit. Dans certains cas cette courte durée des bons effets de l'opération ne dépendrait-elle pas de deux choses : un bon diagnostic et l'opération à temps ? Opérer à temps, c'est-à-dire avant que l'altération des organes ait rendu leur réparation très-difficile ou même impossible, avant que les forces du malade soient épuisées.

Parmi les lésions réclamant la formation d'un anus artificiel, j'ai rangé un certain nombre d'affections siégeant surtout à la partie inférieure du tube digestif et n'étant pas accompagnées d'occlusion complète. J'en ai rencontré des exemples dans la pratique anglaise si souvent hardie; cette hardiesse ayant eu plusieurs fois d'assez heureux résultats, j'ai cru bien faire en la signalant dans mon travail.

Je grouperai de la manière suivante les affections qui peuvent réclamer la formation d'un anus artificiel, et, autant que faire se pourra, j'appuierai d'observations chacune de ces divisions.

A. Occlusion complète.	**I.** Lésion connue	a) *maligne*	1° De la paroi de l'intestin (cancer, cancroïde, etc.). 2° En dehors de l'intestin (tumeur cancéreuse, etc.).
		b) *non maligne*	1° Rétrécissement siégeant dans la paroi de l'intestin. 2° Obstruction de la cavité intestinale. 3° Tumeur hors de l'intestin (tubercules, phlegmon, etc.). 4° Déplacement d'organes (cæcum, foie, etc.). 5° Etranglement proprement dit (brides, hernies des intestins, nœuds, etc.) 6° Invagination.
	II. Lésion inconnue.		
B. Occlusion incomplète.	1° Atténuer ou arrêter les progrès de la maladie. 2° Difficulté des évacuations par rétrécissement extrême.		

Le tableau ci-dessus se trouve résumé dans les quatre paragraphes suivants :

I. Occlusion complète par lésion maligne ;
II. Occlusion complète par lésion non maligne ;
III. Occlusion complète par lésion inconnue ;
IV. Occlusion incomplète.

La division que j'ai adoptée n'est certainement pas parfaite, mais, en m'en servant pour les indications, j'avais en vue l'assistance qu'elle pouvait offrir pour le diagnostic et le pronostic.

§ I.

OCCLUSION COMPLÈTE PAR LÉSION MALIGNE.

1°. *La lésion maligne a son siége dans la paroi de*
l'intestin.

C'est le *cancer*, le *cancroïde*, que l'on observe le plus souvent. Le cancer peut être rencontré en différents points du
tube digestif, mais c'est surtout le cancer du *côlon*, de l'*S*
iliaque, du *rectum* qui doit nous occuper. Dans ces deux dernières parties du gros intestin, tout particulièrement, sa
fréquence est très-grande, quoiqu'elle le soit moins qu'à
l'estomac.

En parcourant les observations qui suivent, nous voyons
que la lésion occupe assez souvent une partie du rectum accessible au doigt; dans deux des observations citées (observ.
III et VII) le cancer envahissait même l'anus et en rétrécis-
sait l'orifice. Non moins souvent, toutefois, la partie malade
est l'extrémité inférieure de l'S iliaque (observ. V).

Quant à la tumeur, elle peut être ferme, dure, ressemblant
à une boule de billard (observ. V) etc., etc.; ou bien présen-
ter des parties ramollies dans lesquelles le doigt pénètre très-
aisément.

Le plus souvent la lésion ne siége pas dans un point bien
limité, elle s'étend, au contraire, plus ou moins haut, mais
jamais cependant à tout le gros intestin, ainsi qu'il en est
fait mention dans une observation lue à la Société anatomique (1). — Le rapporteur, M. Houël, croyait plutôt à une al-

(1) Bulletin de la Soc. anat., t. III, 2ᵉ série, p. 181.

tération hypertrophique. Comme nous le verrons plus tard, le cancer tend à marcher vers les organes avoisinants; il produit alors des désordres variés.

Les parties voisines de la lésion sont, dans la plupart des cas, épaissies, friables, couvertes d'une matière sanieuse, sanguinolente, purulente (observ. VII).

OBS. I (Résumé). — Colotomie lombaire gauche. — Cancer du rectum.

Élisabeth P..., ouvrière, âgée de 40 ans, est admise à l'hôpital de Londres, le 24 février 1856, pour une obstruction intestinale datant de quatre semaines. Elle est mariée et a une nombreuse famille. Ses règles ont diminué depuis deux mois; Leucorrhée habituelle, douleurs aux lombes. Une petite quantité de matière visqueuse pouvait seule passer. Les symptômes devenant plus intenses, elle entre à l'hôpital.

Le 25. L'examen anal et vaginal fait découvrir un rétrécissement cancéreux très-étroit, à la distance de 3 pouces de l'anus. La masse indurée est considérable.

Le 26. La malade étant chloroformée, on opère à gauche ; la région lombaire y est distendue et proéminente. On ne peut découvrir le côlon. Le péritoine est ouvert; du sérum s'écoule, et une portion du petit intestin s'échappe. Avec le doigt, on trouve le côlon contracté et comprimé contre la colonne vertébrale par le petit intestin distendu. Il est attiré jusqu'à la plaie et ouvert.

On a lié deux vaisseaux. La malade est épuisée, le pouls imperceptible. — Eau-de-vie et eau chaude ; 2 grains d'opium de suite.

Après quelques heures, il s'écoule une grande quantité de matière fécale. Amélioration. (On continue l'opium.) La malade reprend des forces; elle peut se lever et marcher. L'anus artificiel est bien établi. Elle quitte bientôt l'hôpital; mais la maladie marche, la mort survient deux mois après l'opération. Pas d'autopsie. (Curling, *Lancet*, 30 janvier 1858.)

OBS. II (Résumé). — Colotomie lombaire gauche. — Cancer du rectum.

S... est un homme replet, de 40 ans, complexion pâle et jaunâtre. Consultation en décembre 1855.

Diagnostic. — *Rétrécissement carcinomateux*, à 1 pouce et demi de l'anus; les membranes de l'intestin sont épaissies et extrêmement altérées. Il se trouve mieux du traitement qu'on lui fait suivre, mais le cancer s'accroît.

Le 26 septembre 1856. Point de garde-robes depuis huit jours ; les purgatifs ne produisent aucun résultat ; sa constipation ne le fait pas trop souffrir, mais il est alarmé. L'abdomen n'est pas trop distendu ; il est mou ; la langue est propre, l'appétit passable. Un tube élastique ne peut pénétrer dans le rectum au delà de 2 pouces. De l'eau injectée est entièrement rendue. Depuis vingt-quatre heures, son urine est assez fortement teinte de sang. Il a éprouvé de la douleur au pénis, symptôme indiquant l'extension du cancer aux organes urinaires. Voyant le grand développement de la matière cancéreuse et l'obstruction intestinale complète, M. Curling propose l'opération de l'anus artificiel. Le malade ne se décide que le lendemain, et le surlendemain l'opération est faite (le dixième jour de l'obstruction). M. Nath. Ward assiste à l'opération.

Le 28. Pendant l'opération, qui fut longue et difficile, on *chloroforma* le malade ; quatre vaisseaux furent liés ; le malade perdit peu de sang. Des opiacés furent donnés après l'opération.

Dans la soirée, le malade est calme ; point de douleurs ; il y a seulement deux petites évacuations par la plaie.

Le 29. Pas de sommeil ; appétit perdu. Les matières fécales n'ont point passé. Abdomen sensible ; nausées ; vomissements par moments, dans la soirée.

Le 30. Point d'évacuations fécales ; le doigt sent dans le côlon ascendant des matières fécaloïdes molles. Le malade a pris peu de nourriture depuis l'opération ; son pouls est faible.

Le lendemain, un breuvage légèrement apéritif dégage l'intestin, mais l'irritabilité de l'estomac continue à fatiguer le malade ; il prend à peine de la nourriture. On essaye en vain différents moyens pour combattre l'irritation. Le malade s'affaiblit et s'émacie.

Le 6 octobre. Hémorrhagie par la plaie, huit jours après l'opération. On l'arrête par une faible compression, mais le malade a perdu 3 à 4 onces de sang. Le sang qui passait avec l'urine a cessé de couler après l'opération, mais presque toute l'urine passe par l'anus. Enfin le mal s'apaise à l'estomac, mais le malade ne prend presque pas de nourriture. Les évacuations se font facilement et sans douleur. Le malade s'affaiblit à effacer chaque jour ; il meurt le 13, ayant survécu quinze jours. L'autopsie n'a pas été faite. (Curling, *Lancet*, 30 janv. 1858.)

OBS. III (Résumé). — Colotomie lombaire. — Cancer du rectum.

Un jeune instituteur de 28 ans entre à l'hôpital de Londres en juillet 1864. On diagnostique un cancer envahissant presque l'anus et en rétrécissant l'orifice. — Symptômes : constipation, pesanteur, émission de sang, etc., remontant à seize mois. Point d'apparences d'hérédité. Une bougie n° 1 traverse à peine la masse cancéreuse.

Opération le 20 juillet. Le malade est chloroformé, et l'on fait une injection de thé léger (3 pintes) pour distendre l'intestin.

Il y eut quelques difficultés pour trouver l'intestin, le tissu adipeux sous-péritonéal étant très-abondant. Dès l'ouverture de l'intestin, l'infusion de thé s'échappa.

Pendant les deux premiers jours, écoulement presque incessant de matières fécales ; puis tout rentre dans l'ordre, sans accident.

Les sutures tombèrent le cinquième jour. Les douleurs du siége cessèrent bientôt ; le malade pouvait s'asseoir le dixième jour.

Il quitta l'hôpital le 3 septembre, et retourna dans son pays, où il reprit graduellement des forces. Cinq mois après l'opération, il se portait parfaitement (Dr Guy), sans nulle autre incommodité que son anus artificiel. (Curling, *Lancet*, janvier 1865).

OBS. IV (Résumé). — Colotomie lombaire gauche. — Cancer du rectum.

Homme âgé de 28 ans, affecté de cancer du rectum à marche rapide, et datant de cinq mois seulement avant son admission. Symptômes ordinaires au début. Obstruction d'abord intermittente, mais bientôt constante.

Lors de l'admission du malade, son abdomen est extrêmement distendu ; une petite bougie élastique ne peut passer par le rectum.

Trois jours après son entrée, opération dans la région lombaire gauche. Des gaz s'échappent, mais les matières fécales ne sortent que quelques heures après l'opération. L'amélioration fut rapide.

Le malade se lève le seizième jour. Sa santé est excellente pendant trois mois ; une péritonite chronique se développe à ce moment, et finit par l'emporter. (Samuel Solly, *Med. Times* et *Gazette*, 23 avril 1864.)

OBS. V (Résumé). — Colotomie lombaire gauche. — Tumeur cancéreuse de l'S iliaque.

Homme de 65 ans souffrant depuis quatre ans de constipations continuelles, interrompues par de fortes diarrhées. Depuis une année, ces symptômes sont accompagnés d'une douleur sourde dans la région hypogastrique ; cette douleur est devenue récemment lancinante. Les purgatifs ne procurent que de faibles évacuations ; l'abdomen est très-distendu.

L'introduction du doigt fait reconnaître une tumeur dure, de la dimension d'une grosse boule de billard, à l'extrémité de l'S iliaque.

L'opération est proposée au malade et exécutée dans la région lombaire gauche, suivant les règles d'Amussat. Énorme évacuation de fèces ; soulagement immédiat.

Dix-huit jours après l'opération, une petite quantité de matières fécales est évacuée par l'anus normal; quelques jours plus tard, du sang et des matières s'échappent par l'anus.

En examinant le rectum avec le doigt, on trouve la tumeur ulcérée en plusieurs points.

Deux mois après l'opération, le malade est capable de marcher; sa santé est meilleure; il paraît engraissé. (A. Didot, *Bulletin de l'Acad. roy. de Belgique*, vol. VI, 1846-47, p. 95.)

OBS. VI (Résumé). — Colotomie lombaire. — Cancer du rectum.

Homme de 34 ans, souffrant depuis deux ans de cancer du rectum. Opération le 6 novembre 1866. Soulagement très-grand. Il peut vivre jusqu'au 11 mars 1867, et meurt d'épuisement. (Robert Carter, *London Hospital Reports*, vol. IV.)

OBS. VII (Résumé). — Anus artificiel à la région lombaire, pour obstruction cancéreuse du rectum.

Homme de 57 ans, souffrant depuis longtemps. L'état local du cancer est très-avancé; la lésion s'étend jusqu'à l'anus. Crevasses, ichor, etc. Constipation opiniâtre, ballonnement extrême du ventre, dyspnée; œdème des parties inférieures du corps, remontant jusqu'à la poitrine.

Opération; soulagement très-grand pendant quelques jours; mort le huitième.

Autopsie. Cancer du rectum au dernier degré, ayant envahi le bassin, etc., etc. (Malgaigne, *Journ. de chirurgie*, t. II, p. 252.)

Résumé des observations précédentes.

OBS. I (Curling) . . — Colotomie lombaire gauche. — Femme de 40 ans. — Cancer du rectum. — Meurt deux mois après l'opération.

OBS. II (Curling) . . — Colotomie lombaire gauche. — Homme de 40 ans. — Cancer du rectum. — Survit quinze jours à l'opération.

OBS. III (Curling). . — Colotomie lombaire gauche. — Homme de 28 ans. — Cancer du rectum. — Se portait bien cinq mois après l'opération.

OBS. IV (Solly).... — Colotomie lombaire gauche. — Homme de 28 ans.
— Cancer du rectum. — Meurt de péritonite
chronique qui débute trois mois après l'opération.

OBS. V (Didot). . . — Colotomie lombaire gauche. — Homme de 65 ans.
— Cancer de l'S iliaque. — Se portait bien
deux mois après l'opération; engraissait.

OBS. VI (Carter)... — Colotomie lombaire. — Homme de 34 ans. —
Cancer du rectum. — Meurt au bout de quatre
mois et cinq jours.

OBS. VII (Malgaigne). — Colotomie lombaire. — Homme de 57 ans. —
Cancer du rectum. — Meurt le huitième jour
après l'opération.

2° *La lésion maligne est en dehors de la paroi de l'intestin.*

La tumeur, dans ce cas, se trouve sur un point quelconque
de la cavité abdominale, mais elle nous intéresse particulièrement lorsqu'elle siége dans le bassin, et, surtout, dans le
petit bassin. C'est là, en effet, qu'elle peut comprimer l'intestin contre un plan résistant et mettre un arrêt à la circula-
tion des matières fécales.

On l'a vue occuper soit le centre, soit la périphérie du bassin, mais elle prend généralement naissance dans les organes
génitaux ; ainsi l'ovaire (observ. VIII et IX), l'utérus, etc...

On comprend qu'au début la tumeur puisse échapper aux
recherches du médecin, mais il arrive quelquefois, qu'avec
des dimensions considérables, elle passe inaperçue. Ce cas se
présenta dans l'observation XI : l'investigation la plus minu-
tieuse n'avait pu la faire découvrir.

La marche de ces tumeurs est généralement lente, quelquefois même très-lente, mais d'autres fois aussi, sous l'em-
pire d'un stimulus, elles prennent un accroissement rapide.
C'est ce qui eut lieu chez la malade dont parle le Dr Hutchin-

son. La tumeur se développa dans le bassin à la suite de l'ovariotomie. C'était le premier cas, à sa connaissance, dit-il (1860) d'un cancer survenu après cette opération. La malade avait bien guéri après l'ablation du kyste ovarien et avait repris sa santé et ses forces. Trois mois plus tard, cependant, on put reconnaître évidemment une tumeur pelvienne solide qui bientôt s'accrut rapidement.

Dans l'observation X, il s'agit d'une femme de 30 ans affectée de cancer du rectum; une autre tumeur, de même nature, siégeant dans la cloison recto-vaginale, se continuait avec la précédente. La malade présentant des symptômes d'occlusion intestinale, fut opérée. Contrairement à ce que dit Amussat il survint une péritonite, quoique le péritoine n'eût pas été ouvert. La malade succomba le 18e jour. La péritonite fut-elle une suite de l'opération? Y avait-il prédisposition de la part de la malade? Etait-ce dû à l'extrème distension de l'abdomen, distension arrivant jusqu'à l'éraillure de la peau? Il nous est difficile de résoudre ces questions. Nous ferons seulement remarquer que la malade, *quoique soulagée*, ne parut pas se remettre un seul instant. On peut aussi se demander pourquoi la cautérisation de la tumeur n'avait pas été essayée : Sanson et Amussat, dans des cas pareils, en firent l'essai et s'en trouvèrent bien.

OBS. VIII (Résumé). — Colotomie lombaire gauche. — Tumeur cancéreuse de l'ovaire, occlusion du rectum.

15 août 1849. Une femme grande et maigre, âgée de 62 ans, se plaint de douleurs dans la moitié inférieure du corps, de nausées et de vomissements; des purgatifs la soulagent.

Le 11 octobre de la même année. Attaque plus forte compliquée d'une double hernie fémorale. Elle se rétablit encore.

9 novembre. Symptômes d'obstruction intestinale. L'examen du rectum (elle se plaignait de douleur au sacrum) fait découvrir une obstruction

circulaire dans le rectum. L'utérus est sain et libre. On donne des purgatifs et on essaye la dilatation avec peu de succès.

Retour de la constipation avec des signes de péritonite. On la combat
avec succès. Une diarrhée survient, mais elle disparaît spontanément
après quelques jours.

17 janvier 1850. Le mal est aggravé, le rectum complétement fermé.

Le 23. Colotomie lombaire gauche. Des gaz, des matières fécales s'é-
chappent. On n'a pas donné de chloroforme, la malade vomissait même
durant l'opération. Aucun vaisseau n'a été lié.

Le 24. Soulagement très-grand. La malade peut dormir et prend un
peu de nourriture, cependant la figure reste toujours anxieuse. Des coliques fréquentes la fatiguent ; l'abdomen est un peu douloureux, quoique
moins volumineux.

Les évacuations par l'anus artificiel se font bien et toutes les heures.

Le 25. Elle a eu un faible écoulement par l'anus ; cet écoulement est
composé surtout de mucus mêlé de matières fécales.

18 avril. La malade est bien. Pendant deux années, à partir de ce jour,
sa santé est excellente.

Trois mois avant sa mort, le rétrécissement rectal est encore plus augmenté. Une péritonite subaiguë survient ; les jambes s'œdématient ; l'abdomen devient plus volumineux. Le produit morbide qui se trouvait
dans le bassin et comprimait le rectum, envahissant maintenant l'abdomen, cause probablement la destruction des tissus environnants. Les
symptômes d'hydropisie augmentent : mort le 10 février 1852.

Autopsie. — Les intestins adhèrent à l'épiploon. Tumeur carcinomateuse
de l'ovaire droit, de la grosseur d'une tête d'homme. Autre tumeur plus
petite dans l'ovaire gauche. Mêmes productions dans le foie et le mésen-
tère ; utérus sain. Au-dessous de l'ouverture dans le côlon lombaire gauche, l'S iliaque et le rectum sont plus larges que d'habitude, ils contiennent plusieurs onces de scybales noirâtres.

A trois pouces de l'anus, le rectum est brusquement fermé par du tissu
fibreux dense. Le rétrécissement n'a pas plus d'un quart de pouce : au-
dessous, le canal est ouvert, mais contracté et vide ; au-dessus, le rectum
paraît sain, mais on peut le déchirer plus facilement. (Alfred Baker,
Méd. chirurg. transactions 1852, page 227).

OBS. IX. (Résumé.) — Colotomie lombaire gauche. — Tumeur maligne du
bassin.

Une femme est admise à l'hôpital Métropolitain libre pour une constipation datant de trente-deux jours. En dépit de l'usage de lavements laxatifs, ni fèces, ni flatuosités n'avaient été expulsées. L'obstruction était

due à une tumeur maligne d'un volume considérable qui remplissait la partie supérieure du bassin.

L'abdomen était excessivement distendu ; les douleurs et les vomissements presque incessants. La malade était évidemment près de succomber. M. Hutchinson se décide à ouvrir le côlon dans la région lombaire gauche. Ce fut sans qu'il y eût blessure du péritoine et aussitôt un amas de fèces fluides s'échappa.

Un anus artificiel fut établi par lequel jusqu'ici l'intestin a été librement soulagé.

Il s'est écoulé, plus d'un mois depuis l'opération. La tumeur maligne continue à s'accroître rapidement et causera sous peu la mort de la patiente. (Hutchinson, *Méd. Times*, juin 1860). (*Union médicale*, t. VI, page 559).

OBS. X. (Résumé.) — Colotomie lombaire. — Tumeur cancéreuse du rectum.

Sara P..., 30 ans, mère de 4 enfants, a ses évacuations alvines ordinairement régulières.

Il y a huit mois, elle est prise de constipation et de vomissements. Depuis lors, ses excrétions ne se rétablirent jamais dans leur état primitif. Elle restait trois ou quatre jours sans évacuer. Dans les dernières semaines, elle n'eut qu'une selle peu abondante et glaireuse. Les vomissements augmentent.

6 mai 1842. M. Jukes reconnaît une occlusion intestinale causée par une tumeur, dense, dure, à 3 pouces de l'anus et comprimant le rectum. Cette tumeur paraît être sur le côté droit de la cloison recto-vaginale et intimement adhérente à l'utérus et au rectum ; elle suit les mouvements imprimés à ces deux organes. L'abdomen était tellement distendu que là *peau était éraillée*, comme à la fin de la gestation. Tous les moyens employés étant infructueux, M. Jukes fait la colotomie lombaire.

Après l'opération la malade fut soulagée immédiatement par la sortie des gaz et d'une grande quantité de liquide fétide, mais elle éprouva un sentiment de faiblesse qui n'eut cependant pas de suites.

Pendant les trois premiers jours le pouls resta à 100, 130 pulsations ; le 11 elle eut un frisson suivi de sueurs.

Les jours suivants le ventre diminue de volume ; pouls 100 pulsations ; mais le 17 elle eût un nouveau frisson suivi d'une transpiration abondante.

Le 19. Fièvre ; pouls à 120 ; peau chaude, moite ; soif ; joues colorées , langue rouge ; abdomen plein et pâteux, pas de douleur ni de tension. Selles rares.

Le 21. Toux fatigante ; râles sibilants, perceptibles dans toute la poitrine; expectoration crèmeuse abondante. Le pouvoir de réparation semble faire défaut à la plaie.

Le 23. Abattement. Vomit un liquide foncé; pouls à 132. Ventre rempli, mais indolent. Mort le 24 mai.

Autopsie. — Lésions insignifiantes des organes thoraciques. Anciennes adhérences des plèvres. Injection légère de la muqueuse des bronches.

Abdomen. Dans une foule de points, traces de péritonite récente. Sérosité purulente dans les fosses iliaques et lombaires et surtout le bassin.

L'incision faite au côlon est très-adhérente aux muscles de la région lombaire: le péritoine, autour de la plaie, ne présente pas plus de traces d'inflammation que dans tout autre point.

La *tumeur* est un squirrhe situé dans les cellules de la cloison recto-vaginale. A 10 pouces de l'anus, le rectum est contracté dans un espace de 4 pouces, par un *épaississement carcinomateux* de ses parois. Ramollissements partiels à la surface interne de l'intestin; l'un d'eux formait le commencement d'un sinus qui s'étendait jusque dans la tumeur de la cloison recto-vaginale. Au-dessus et au-dessous, le rectum avait sa structure normale, et, même dans le point rétréci, la coarctation n'était pas poussée assez loin pour que le doigt médius ne pût pas y pénétrer. (Jukes, *Annales de la chir. française et étrangère*, 1843, page 99).

OBS. XI (Résumé). — Anus artificiel au côté droit. — Cancroïde.

Jeune homme, santé ordinairement bonne; hygiène irréprochable. Vagues douleurs abdominales passagères.

Après un nouvel accès de colique, il lui reste de l'insomnie, du dégoût pour les aliments; point de fièvre (laxatifs, topiques émollients). Cet état dure quinze jours. On combat les douleurs abdominales par une application de sangsues. Amélioration; il peut se lever et sortir.

Deux jours plus tard, nouvelles coliques très-violentes. Accidents d'obstruction. Au bout de vingt jours les matières fécales commencent à être vomies.

Opération de l'anus artificiel au côté droit. Expulsion de matières fécales en quantité, mais le malade ne tarde pas à succomber.

Autopsie. — Péritonite locale dans la fosse iliaque droite; collection purulente sous-jacente au péritoine. Tumeur volumineuse, de nature cancroïdale, comprimant l'intestin dans une étendue de plus de 30 centimètres. Aspect rubanniforme de l'intestin en ce point. La *tumeur avait échappé à l'investigation la plus scrupuleuse* et le sujet n'avait offert aucune apparence cachectique. (Dr Trèves, Société de méd. prat. de Paris, séance du 24 mars 1862).

Résumé des observations précédentes.

OBS. VIII. (Baker.) — Colotomie lombaire gauche. — Femme de 62 ans. — Tumeur cancéreuse de l'ovaire. — A survécu deux ans et dix-huit jours.

OBS. IX. (Hutchinson.) — Colotomie lombaire gauche. — Femme. — Tumeur maligne du bassin. — Vivait un mois après l'opération, mais le mal progressait.

OBS. X. (Jukes.) — Colotomie lombaire. — Femme de 30 ans. — Cancer du rectum. — Meurt de péritonite purulente le huitième jour.

OBS. XI. (Trèves.) — Méthode de Littre. — Jeune homme. — Tumeu cancroïdale. — Malade ne tarde pas à succomber.

Il est bien entendu qu'en citant les cancers, cancroïdes, nous ne croyons pas avoir parlé de toutes les affections groupées sous le titre de *Lésions malignes* ; nous y rangeons, au contraire, tous les produits accidentels ou autres capables de se développer plus ou moins rapidement, d'envahir avec facilité les tissus voisins, de récidiver, etc., etc. Nous avons parlé des cancers seulement, parce qu'ils ont-été observés plus souvent, et que ce sont les seuls faits que nous ayons pu trouver se rapportant à notre division.

Le groupe dont nous nous occuperons maintenant, présente des caractères opposés à ceux que nous venons d'énumérer, en parlant des lésions malignes. C'est surtout au point de vue du pronostic que la démarcation est tranchée entre ces deux grandes divisions : lésions malignes, lésions non malignes, et c'est tellement évident que nous n'y insisterons pas.

§ II.

OCCLUSION COMPLÈTE PAR LÉSION NON MALIGNE.

1° Occlusion par rétrécissement siégeant dans la paroi de l'intestin.

L'occlusion peut être la suite d'une inflammation chronique, de la syphilis, d'un épanchement de sang dans les tuniques, de l'hypertrophie de ces mêmes tuniques, des adhérences par cicatrisation de plaies ulcéreuses, etc., etc. Nous produirons de beaux exemples de ces lésions. Celui que décrit M. Nélaton est très-curieux (observation XVI). C'est un opercule s'appliquant sur la partie centrale d'un rétrécissement circulaire. L'opercule est disposé en forme de soupape.

Le rétrécissement peut occuper un point quelconque du gros intestin. Dans les quatre observations que nous présentons, l'altération siégeait deux fois au côlon transverse et deux fois à l'S iliaque. Dans l'observation XIV, la lésion s'étendait jusqu'à 17 centimètres environ de l'anus. Celui de Talma, que l'on cite généralement, et qui est attribué par M. Houel à une lésion spéciale, se trouvait à la fin de l'S iliaque. On a vu quelquefois des rétrécissements à l'origine du côlon ascendant. Cette sorte de lésion s'observe assez souvent au rectum ; on l'attribue alors, dans un certain nombre de cas, à la blennorrhagie à la syphilis. Pour M. Verneuil, quand c'est à la suite de la syphilis, le rétrécissement formé est un rétrécissement cicatriciel ; le mercure ne peut le faire disparaître, il faut recourir à un traitement chirurgical.

La lésion peut occuper un point très-circonscrit; d'autres fois elle s'étend plus ou moins loin : dans l'observation XIV, elle avait environ 30 centimètres d'étendue.

La consistance du point rétréci est variable et dépend de la cause du rétrécissement. Il existe des cas où l'on trouve au point rétréci une sorte de putrilage, suite d'ulcération. Quand le rétrécissement est cicatriciel, sa dureté est très-grande, c'est un tissu fibreux, blanc, semi-cartilagineux.

Quelquefois le rétrécissement peut encore laisser passer une *bougie* (observ. XIV), une *plume de corbeau* (observ. XV), d'autres fois on ne pourrait même introduire une *soie de sanglier* (observ. XIII).

OBS. XII (Résumé). — Colotomie lombaire droite. — Rétrécissement du côlon transverse.

8 octobre 1841. M⁻ᵉ G..., 47 ans, obstruction depuis quatorze jours. Dans le rectum une bougie pénètre jusqu'à 24 pouces. Une injection d'eau chaude revient non colorée; plusieurs pintes peuvent être conservées. Conclusion : *rétrécissement au delà du côlon descendant.*

La malade présente tous les signes de l'occlusion : vomissements, etc. A la percussion le son est *sourd* seulement dans les régions inguinale et iliaque droites. Le côté droit surtout, dans la région lombaire, est plus développé que le gauche.

Opération proposée et acceptée. Difficulté seulement pour s'assurer de l'intestin à cause de la profondeur. Des gaz, une grande quantité de matières fécales, s'échappent ; soulagement immédiat et définitif.

La malade est bien. Le 2 novembre elle peut s'asseoir. Six semaines après l'opération elle fait une promenade d'un mille. Neuf mois après, santé parfaite.

En juillet 1844, perte d'appétit, débilité. Elle décline et meurt le 14 octobre. Elle a vécu trois ans après l'opération.

Autopsie. — Rétrécissement extrême au côlon transverse ; sa dureté est cartilagineuse. Le canal ne peut admettre une *soie de sanglier.* A l'incision de la partie étranglée, la tunique musculeuse a toutes les apparences des colonnes charnues du cœur.

Cæcum et côlon ascendant très-développés.

Au delà du rétrécissement, le côlon formé une tube mince et flasque. Pas de péritonite. (J. Clément. *Méd. chir. transactions,* 1852, page 209).

OBS. XIII (Résumé). — Colotomie lombaire gauche. — Rétrécissement de l'S iliaque.

Mme W... est sujette aux constipations depuis sa jeunesse. Obstruction complète actuellement. Rétrécissement du rectum à 6 pouces et demi. Anus artificiel dans la région lombaire gauche parce qu'on n'y supposait pas de rétrécissement, vu l'état de développement, d'élasticité et de sonorité de la région. Le doigt dans la plaie et pénétrant dans l'ouverture inférieure du côlon, sentait comme une poche formée par l'intestin dont les tuniques n'étaient pas très-épaisses, mais plus ferme qu'à l'état ordinaire; supérieurement, le côlon est dilaté, ses tuniques sont minces et élastiques, sa structure saine.

Soulagement pendant quelques jours. Les matières fécales passent par la plaie. Une bronchite enlève la malade le cinquième ou sixième jour.

Autopsie. — Matières fécales dans le bassin provenant d'une déchirure du cæcum très-dilaté ; les parois sont minces et ramollies ; adhérences aux intestins voisins. Muqueuse rouge ; quelques ulcérations superficielles. Ces lésions morbides sont limitées au cæcum.

Le côlon transverse et le côlon descendant sont vides et paraissent parfaitement sains. L'ouverture du côlon descendant a été faite à la partie inférieure. Pas de traces d'inflammation autour.

Épaississement de l'intestin au-dessous de la plaie. A 18 pouces de l'anus, rétrécissement ne pouvant admettre que le passage d'une bougie, mais les tuniques de l'intestin ne paraissent pas altérées. Ce rétrécissement continue, mais moins fort, jusqu'à 6 ou 7 pouces de l'anus. Dans ce parcours l'index peut pénétrer, mais avec effort. Rien n'annonce le cancer. Signes de pleuro-pneumonie. Cœur sain. (Teale, *Provincial med. et surg. journal*, 19 mars 1842).

OBS. XIV (Résumé). — Colotomie lombaire droite. — Rétrécissement du côlon transverse.

Un robuste fermier, âgé de 23 ans, est pris, en septembre 1843, de violentes coliques après avoir mangé une grande quantité de prunes sauvages. On le guérit, mais il a une nouvelle attaque en janvier 1844.

5 février. Abdomen tendu, douloureux, surtout dans la fosse iliaque droite où la tension est plus marquée. Plusieurs traitements sont inutilement essayés.

8 avril. Émaciation du malade. La fosse iliaque est très-distendue, difforme; les téguments sont amincis, etc., etc. Occlusion intestinale complète depuis quatre jours. Vomissements de matières fécales, etc.

L'opération d'Amussat que l'on avait déjà proposée au malade, le 25 mars, est enfin acceptée. Les matières fécales s'écoulent en grande quantité par l'anus artificiel. Soulagement immédiat et qui va en augmentant jusqu'au 22 juin. Il est pris, à cette époque, de soif, diurèse; on trouve du sucre dans ses urines. Il est abattu, le pouls est à 100. Meurt le 5 juillet.

Autopsie. — Le péritoine qui couvre le 2/3 inférieurs de l'iléon est très-vasculaire, écarlate.

Le cæcum a la dimension d'un estomac; le côlon ascendant est très-élargi. A 1/4 de pouce du commencement du côlon transverse, c'est-à-dire presque à l'angle, le gros intestin est extrèmement contracté (diamètre 3/4 de pouce). La lésion, d'une dureté cartilagineuse, ressemble à un anneau de 3 lignes d'épaisseur et de 9 de large, c'est du tissu fibreux compacte. L'ouverture peut à peine admettre une plume de corbeau. La surface interne est ulcérée en ce point. Injection de la muqueuse du côlon tranverse; sécrétion muco-purulente. Le côlon descendant est vide et contracté.

Le cœur est très-gros.

Péritonite partielle sur la séreuse qui recouvre le cæcum, le côlon et la première moitié du côlon transverse. (Samuel Evans, *Méd. chir. transactions*, t. XXVIII, 1845, page 95).

OBS. XV. (Résumé.) — Anus artificiel. — Rétrécissement circulaire par hypertrophie musculaire.

Jeune homme de 18 à 20 ans. Symptômes d'occlusion intestinale depuis sept jours. Différents traitements sont essayés sans résultats. Les accidents prenant encore plus de gravité, on opère. Le soir, amélioration; le pouls tombé de 128 à 88. Mais le lendemain, collapsus et mort, trente heures après l'opération.

Autopsie. — Pas de péritonite; pas de lésions dans le ventre. L'opération est bien.

A deux travers de main au-dessus de l'S iliaque, noyau dur. A l'intérieur de l'intestin rétrécissement circulaire formant valvule, produite par l'hypertrophie de la tunique musculaire. Un *opercule mobile* vient s'appliquer sur le pertuis qui est au centre du rétrécissement. Quand on verse de l'eau dans le bout supérieur de l'intestin l'opercule s'abaisse, et se relève quand l'injection est faite par le bout inférieur. (Nélaton, *Éléments de path. chir.*, t. IV, page 461).

Résumé des observations précédentes.

OBS. XII. (Clément.) — Colotomie lombaire droite. — Femme de 47 ans. — Rétrécissement du côlon transverse. — A survécu trois ans moins vingt-quatre jours.

OBS. XIII. (Teale.) — Colotomie lombaire gauche. — Femme. — Rétrécissement de l'S iliaque. — Meurt de pleuro-pneumonie six jours après l'opération.

OBS. XIV. (Évans.) — Colotomie lombaire droite. — Homme de 23 ans. — Rétrécissement du côlon transverse. — Accidents diabétiques. — Survit trois mois moins trois jours à l'opération.

OBS. XV. (Nélaton.) — Anus artificiel. — Jeune homme de 20 ans. — Rétrécissement par hypertrophie musculaire de l'intestin. — Meurt trente heures après l'opération.

2° *Occlusion par obstruction de la cavité intestinale.*

Ce sont des corps étrangers provenant de l'intestin ou des organes voisins : calculs biliaires, concrétions intestinales. Ces dernières se développent généralement autour d'un corps étranger : caillot, épingle, poils de grains d'avoine, etc., etc. M. Laugier père, en a vu formé autour des racines de réglisse que mâchait continuellement un malade.

Les vers intestinaux enroulés ont pu être une cause d'obstruction, suivant l'observation de Requin. On a vu aussi ce genre d'occlusion produit par des accumulations de matières fécales durcies : tel est le cas observé par Chomel chez une dame âgée de 72 ans, d'une tumeur volumineuse, bosselée, ayant la dureté ligneuse du squirrhe et paraissant située hors du tube intestinal. La constipation était complète. Le diagnostic fut celui de *squirrhe* siégeant dans l'hypochondre gauche et comprimant l'intestin. La tumeur descendit peu à peu et fut enfin extraite au moyen de la curette, c'était un

Mazery.   5

peloton de matières fécales durcies. La constipation durait
depuis 10 mois.

Dans l'observation XVII, la cause de l'occlusion de l'intestin était due à un tampon de *lymphe plastique coagulée.*
Quoique un peu contracté, le tube intestinal était libre. Le
tampon susdit, qui ressemblait comme composition aux matières sécrétées dans le larynx à la suite d'une laryngite aiguë,
fermait complétement la partie rétrécie du tube intestinal,
par la macération on le détacha complétement.

Les corps étrangers peuvent venir du dehors. Ils sont
alors de nature, de consistance et de volume les plus variés.
Ce sont des arêtes de poisson, des fragments d'os, des tuyaux
de pipe, des fourchettes, des épingles, etc., etc., etc. Dans
l'observation XII, le rétablissement de la malade fut interrompu par des accidents de constipation dus à des corps
étrangers. Elle rendit par l'anus artificiel, 2 petits fragments
d'os et cent seize noyaux de prunes. Ces derniers étaient expulsés, chaque semaine, par deux, cinq ou six à la fois. Ces
corps étrangers étaient agglutinés lors de leur expulsion; ils
avaient été avalés avant les accidents qui provoquèrent l'opération.

Généralement ces corps étrangers s'arrêtent dans une partie soit naturellement soit accidentellement rétrécie du tube
digestif; d'autres fois ils s'accrochent aux parois ou bien se
logent dans les cellules et les angles du gros intestin. Leur
présence provoque une inflammation locale; il se forme soit
un abcès, soit une ulcération, et, par la suite, une coarctation de l'intestin en cet endroit.

OBS. XVI (Résumé). — Colotomie lombaire gauche. — Obstruction par
un tampon de lymphe coagulée.

3 mai 1846. J. R..., âgé de 35 ans, corpulent et musculeux, habitué à
boire beaucoup de bière. Bonne santé habituelle, mais depuis un année il

souffre des intestins : constipation ; ténesme ; selles rares et difficiles, sans diminution dans leur diamètre. Les fonctions de l'estomac sont un peu altérées. Des purgatifs l'ont soulagé passagèrement.

A la visite il se plaint de constipation complète depuis quatre jours. Tous les symptômes précédents se sont aggravés. Abdomen distendu, sonore ; douleur, sensibilité, bombement du côlon transverse. La douleur est paroxystique et accompagnée de ténesme. Vomissements incessants. (Calomel, opium, etc.).

4 mai. Les symptômes continuent. L'urine est rare et très-colorée. (Acide prussique, huile de castor, calomel, opium). Les douleurs s'apaisent un peu, ainsi que les vomissements.

Dans la soirée (purgatifs, injections, bain chaud). L'injection est de suite expulsée, on ne peut introduire qu'une pinte.

Le 5. La sonde rectale ne peut dépasser 8 pouces. (Saignée de 12 onces. Huile de croton ; douche froide ; galvanisme, etc., etc.). Ces moyens successivement essayés n'ont aucun résultat, au moins durable.

Les forces et le moral du malade, conservés jusqu'ici, commencent à l'abandonner. La physionomie, la langue, le pouls annoncent un changement en plus mal. Les vomissements prennent une odeur et une couleur fécaloïdes.

L'opération est décidée et faite dans la région lombaire gauche.

L'écoulement des matières fécales est énorme. Les vomissements cessent. Le malade est soulagé des symptômes les plus pressants.

Évacuations abondantes la nuit suivante ; l'abdomen devient souple, indolent, les symptômes généraux s'amendent.

Après plusieurs accidents insignifiants, le mieux se dessine et la santé revient enfin complétement. Il peut retourner chez lui et reprendre ses anciennes occupations qui demandent l'emploi de beaucoup de force physique.

La seule gêne qu'il éprouva quelquefois, depuis lors, provenait de constipation due, probablement, à la tendance de l'anus artificiel à se contracter : le remède fut des injections d'eau chaude.

Ainsi marchèrent les choses jusqu'à la fin de 1847. A cette époque, il fut pris de maladie du foie, perdit l'appétit, s'émacia et devint ascitique. Il mourut en février 1848, ayant survécu un an et neuf mois à l'opération.

Autopsie. — Péritoine couvert de lymphe plastique ; foie granuleux et augmenté de volume ; reins congestionnés.

Le rétrécissement intestinal est à l'S iliaque ; il a 4 pouces de longueur. Cette portion du côlon est remplie par un tampon de lymphe coagulée. On put détacher ce tampon par une macération dans de l'esprit de vin. Le tube intestinal était continu, quoique contracté, et légèrement épaissi. Le tampon ressemblait au dépôt qui se fait dans un larynx affecté de laryngite aiguë. (Fréd. Field. *Lon. med. Gazette,* 8 janvier 1850, (vol. X, page 123).

OBS. XVI. (Field.) — Colotomie lombaire gauche. — Homme de 35 ans.
— Obstruction par tampon de lymphe coagulée.
— Meurt de maladie du foie au bout d'un an et
neuf mois.

3° Occlusion par des tumeurs situées en dehors de l'intestin et le comprimant.

Ces tumeurs peuvent être des ganglions tuberculeux, des kystes, des phlegmons, etc, etc., situés généralement dans le bassin : ils peuvent comprimer l'intestin contre un plan résistant, ou l'englober et l'étreindre. Il en fut ainsi dans le cas cité par Abercrombie : une masse de glandes malades étranglait la partie supérieure du rectum. L'autopsie de la malade dont nous produisons l'observation montre que l'obstruction était au niveau du fond de l'utérus. La tumeur, formée de tissu cartilagineux dense, entourait le rectum et l'oblitérait complétement dans une étendue de quatorze millimètres ; au côté opposé elle adhérait fortement à l'utérus dont elle faisait basculer le fond en avant.

Lorsque ces tumeurs siégent dans le bassin et qu'elles sont indolentes, il est difficile, quelquefois même impossible, de les reconnaître ; nous avons déjà signalé cette difficulté en citant l'observation XI.

M. F. Guyon, dans une excellente thèse pour l'agrégation : « *Des tumeurs fibreuses de l'utérus*, » dit que M. Nélaton se trouva dans l'obligation d'établir un anus artificiel pour une tumeur fibreuse utérine, ne *se manifestant que* par une constipation absolue. Cette tumeur comprimait le rectum et l'aplatissait tellement qu'une sonde ne pouvait passer. La femme mourut huit jours après l'opération.

Ces tumeurs fibreuses ne sont pas fréquentes : la science n'a enregistré que quelques rares cas. Holthouse en observa une développée dans l'excavation pelvienne et comprimant aussi le rectum. Il fut obligé de recourir à l'anus lombaire. La malade succomba aussi très-rapidement, dix jours après l'opération (1).

Enfin, un autre cas a été observé par M. Duchaussoy.

OBS. XVII (Résumé.) — Colotomie lombaire. — Rétrécissement du bassin par une tumeur cartilagineuse.

B. F..., âgée de 21 ans, est une femme robuste ayant les apparences d'une bonne santé. En juillet 1846, elle se plaint de dyspepsie et de constipation depuis cinq jours (Pilules et breuvage apéritifs).

Deux jours après, étant dans le même état, elle prend des médicaments plus actifs qui restent sans effet.

Le 22. (La constipation date du 14.) Douleur à l'ombilic et dans la région hypogastrique gauche; abdomen tendu et sonore; la pression augmente la douleur. Nausées continuelles, mais pas de vomissements; pouls 110; urine abondante. (Huile de croton, 1/2 goutte toutes les demi-heures.)

La sonde rectale ne peut pénétrer qu'à 6 pouces. On injecte 2 pintes de liquide que la malade rend sans aucune teinte de matière fécale.

L'abdomen devient plus distendu et plus sensible. Des gaz parcourent les intestins et paraissent s'arrêter à la fosse iliaque. (Sangsues; solution opiacée.)

Les vomissements commencent. On essaye successivement, mais en vain, différents moyens.

Le 26. Les symptômes pressant, on opère dans la région lombaire; les matières fécales s'écoulent en grande quantité; cela soulage la malade. Le mieux se dessine plus encore les jours suivants; elle peut retourner à ses travaux habituels.

Des médicaments et des injections la soulageaient chaque fois qu'elle était constipée, mais peu à peu il se montra une tendance de l'intestin à se contracter, tendance que l'on combattit par des bougies. Après dix mois sa santé commença sérieusement à en souffrir. L'appétit s'affaiblit; la digestion se dérangea; la douleur devint plus vive et plus constante. On fut obligé d'agrandir l'anus artificiel par le bistouri, mais les autres

---

(1) Transact. of the path. Soc. of London, t. III p. 371.

symptômes ne disparurent pas ; elle vomissait tout ce qu'elle prenait. Elle succomba en septembre 1847, ayant survécu à l'opération quatorze mois.

Autopsie.—Péritoine pariétal marbré, tuberculeux, épaissi ; les intestins adhèrent entre eux ainsi qu'au foie, à la rate et à l'estomac.

L'intestin grêle est distendu par les matières fécales, mais le côlon transverse et le côlon descendant sont vides : la membrane muqueuse est ulcérée en plusieurs endroits. L'obstruction est à 6 pouces de l'anus et au niveau du fond de l'utérus. Elle consiste en tissu cartilagineux, dense, entourant l'intestin et oblitérant complétement le canal. La tumeur paraît avoir pris naissance en dehors du tube digestif et avoir poussé en avant le fond de l'utérus auquel elle adhère fortement. A la coupe on trouve le canal complétement oblitéré dans l'étendue d'un 1/2 pouce.

Les bords de l'anus artificiel sont arrondis et lisses ; la membrane muqueuse avoisinante est saine. (Josiah Clarkson, *Lon. med. Gazette,* 8 janvier 1850 (vol. X, pag. 123).

Résumé de l'observation précédente.

OBS. XVII, (Clarkson.) — Colotomie lombaire. — Femme de 21 ans. Tumeur fibro-cartilagineuse. — Survit quatorze mois à l'opération.

4° *Occlusion par déplacement d'organes situés dans la cavité abdominale.*

Ces organes sont généralement le foie, le rein, la rate, différentes parties du tube digestif, etc., etc. Ce sont des cas très-rares, cependant plusieurs ont été enregistrés. Dans les occlusions complètes, la terminaison a été fatale. Quant au diagnostic, on comprend toute la difficulté qu'il y a à l'établir.

Le Dr Bainbrigge (1) a observé un cas où l'étranglement fut causé par une rate supplémentaire.

« Un homme fait une chute de cheval et se fracture la ()

_____

(1) Provincial med. and surgical Journal, et Journal des connaissances de méd. prat., nov. 1847.

cuisse. On lui applique un appareil et il garde le repos. Mais deux ou trois jours après, il est pris d'accidents d'occlusion intestinale et succombe au bout de cinq jours, malgré tous les moyens employés. On avait appris par lui que semblables accidents lui étaient survenus antérieurement, à la suite d'une chute qui l'avait retenu au lit pendant cinq ou six jours.

A l'autopsie on trouva derrière l'intestin grêle et dans l'épaisseur du grand épiploon, une tumeur de la grosseur d'un œuf de dinde, descendant au-devant du gros intestin et comprimant l'S iliaque contre le rebord osseux du bassin. Cette tumeur était une rate supplémentaire qui recevait une des branches de l'artère splénique et tendait l'épiploon. Le malade étant debout, il n'y avait pas de compression; s'il se couchait, la tumeur venait mettre obstacle au cours des matières, de là, la gravité et la persistance des accidents. »

Le foie a été vu par le Dr Ulmer, comprimant le côlon transverse (1).

M. le Dr Mercier (2) dit qu'une cause d'arrêt des fèces provient du déplacement de l'S iliaque : sa portion flottante se porte quelquefois vers la ligne médiane et se croise en X avec une anse de l'intestin grêle, de sorte que les deux portions du tube intestinal se compriment réciproquement. L'accumulation des matières fécales augmente cette compression.

Cette transposition de l'S iliaque ne serait pas rare et aurait été observée à Bicêtre, sur des vieillards ayant présenté des phénomènes de constipation opiniâtre. Suivant M. Mercier, on ne pourrait attribuer ce déplacement à la seule accumulation des fèces dans l'S iliaque. C'est ce qui eut lieu, cependant, chez le malade dont parle Trousseau (3) et qui fut opéré

(1) Archives gén. de méd., 1848, t. XVI, p. 506.
(2) Soc. de médecine prat. de Paris, séance du 24 mars 1862.
(3) Clinique méd. de l'Hôtel-Dieu de Paris, t. III, p. 192, 1868.

par Jobert (de Lamballe). L'obstruction siégeait à l'S iliaque ; l'intestin, rempli de gaz et très-allongé, « était retourné sur lui-même, de telle sorte que sa courbure gauche s'était portée à droite, que la droite s'était jetée à gauche, et que le méso-côlon renversé lui formait une sorte de bride qui le resserrait encore. »

Chez ce malade, ajoute Trousseau, ce y était pas la bride citée plus haut qui avait causé les accidents, elle ne comprenait pas d'anse intestinale. En opérant cinq ou six jours plus tôt, on eût pu espérer sauver le malade, la déplétion de l'intestin rendant la contractilité au plan musculaire paralysé par une énorme distension, et, par suite, ramenant l'S iliaque dans sa situation normale.

Nous citons plus bas une observation curieuse d'occlusion intestinale due au déplacement du cæcum. L'opération commencée ne fut pas achevée, parce que les anses intestinales ne présentaient aucun signe d'étranglement ni même de réplétion.

Résumé. — Un homme âgé de 60 ans est atteint de hernie inguinale droite depuis vingt ans ; la hernie est restée irréductible et maintenue par un bandage. Le bandage se casse et n'est pas remplacé. La hernie s'étrangle. Un médecin la réduit après de grands efforts ; persistance des accidents. Le malade est porté à l'hôpital Saint-Louis dans le service de M. Richet, huit jours après le début des accidents.

Les symptômes prenant de la gravité ; une tumeur soulevant l'anneau inguinal ; la portion d'intestin réduit restant habituellement près de l'anneau, M. Richet incise le canal inguinal, ouvre la cavité péritonéale et va à la recherche de l'étranglement. Recherche inutile. Plusieurs anses se présentent sans signes d'étranglement ni même de réplétion. Le doigt ne *sent pas le cæcum dans la fosse iliaque.* M. Richet, devant ces faits, n'établit pas l'anus contre nature ainsi qu'il l'avait projeté. Il panse mollement la plaie ; donne des douches ascendantes ; fait prendre, par cuillerées, de l'eau de Sedlitz glacée. Le malade cesse de vomir et de souffrir, mais n'a aucune selle. Il meurt quatre jours après.

Autopsie. — Péritonite modérée ; point d'épanchement. L'intestin grêle oc cupe sa place habituelle et *la fosse iliaque droite*. Le *cæcum*, ayant *le volume de l'estomac* et rempli de matières fécales, ses parois très amincies par places, se trouve dans *l'hypochondre gauche, au-devant de l'estomac et de la rate, couché sur le côlon transverse*. Il n'y a point de méso-cæcum, c'est ce qui explique cette facilité de déplacement. Le cæcum forme un angle très-aigu avec le côlon ascendant qui est resté en place. L'angle qu'il faisait avec le côlon et avec la valvule iléo-cæcale permettait aux matières stercorales d'arriver dans l'organe sans pouvoir en sortir. De plus, l'inflammation de ses parois avait probablement paralysé les mouvements vermiculaires.

On pouvait replacer le cæcum dans la fosse iliaque droite et l'amener même au fond du scrotum.

Comme lui seul offrait des traces de striction, c'est lui qui s'était étranglé; une réduction violente l'avait rejeté dans l'hypochondre gauche; aucune adhérence ne l'y retenait.

On comprend pourquoi les anses d'intestin grêle ne contenaient pas de matières fécales. Le cæcum formait un vaste réservoir où se trouvaient deux litres de matières fécales délayées. (*Bulletin de la Soc. de chirurgie.* 15 février 1860).

5° Occlusion par étranglement proprement dit.

L'intestin peut être étranglé en pénétrant dans l'hiatus de Winslow ; en passant à travers des éraillures ou des perforations faites au diaphragme, à l'épiploon, etc., etc., etc.; en s'enroulant sur lui-même, sous forme de nœuds. Quelquefois l'étranglement peut provenir de l'engagement de l'intestin dans un passage accidentel formé par une anse intestinale adhérant soit à une autre anse, soit à la paroi abdominale; d'autres fois c'est l'appendice du cæcum ou un appendice anormal qui se soude avec d'autres organes et produit l'accident. La cause la plus fréquente est toutefois l'étranglement qui se fait par des brides pseudo-membraneuses.

L'observation suivante que nous résumons, et dans laquelle l'opération de l'anus artificiel fut commencée par M. Maisonneuve, offre un exemple intéressant du genre de lésion qui nous occupe. Dans le fait que nous citons, il s'agit de l'étran-

glement de la partie supérieure du côlon par une bride
membraneuse très-fine.

« Le malade était un homme de 60 ans, présentant depuis
plusieurs jours tous les symptômes d'un étranglement interne : vomissements abondants, constipation absolue, etc.
Tous les moyens employés furent vains. On songea alors à
établir un anus artificiel ; malheureusement l'opération ne
put être exécutée que très-tardivement. L'incision fut faite
vers la partie inférieure du flanc droit, mais le malade succomba avant qu'on put atteindre le cæcum.

La lésion se trouvait à la partie supérieure du colon descendant. Une bride fibreuse très-fine étreignait l'intestin
au point de le couper. Cette section se compléta même
quand on voulut enlever la pièce ; les bords de la section
étaient noirâtres et réduits en putrilage. Autour de la partie
étranglée le péritoine offrait une teinte laiteuse sur une surface de la largeur des deux mains ; il y avait eu là probablement une péritonite partielle. Vers la fin du côlon descendant se trouvait un autre épaississement cylindrique avec
rétrécissement du calibre de l'intestin (1). »

6° Occlusion par invagination de l'intestin.

Ces invaginations peuvent se faire, soit par *intussusception descendante*, soit par *intussusception ascendante ou rétro-
grade*. Mon intention n'est pas de parler de toutes les variétés
d'invaginations : simple, double, triple, etc., etc., et de décrire la disposition de tous ces replis ; je dirai seulement
très-brièvement que la lésion peut occuper l'intestin grêle ou
le gros intestin. L'invagination peut n'avoir pour siège qu'un
point limité, mais quelquefois aussi elle descend peu à peu,

(1) E. Besnier, Des Étranglements internes de l'intestin, 1860, p. 199.

de telle sorte que l'intestin grêle se trouve dans le gros intestin après avoir franchi la valvule iléo-cæcale.

Le conduit, malgré son étroitesse, peut rester perméable; d'autres fois il est complétement obturé.

Généralement il se développe une inflammation violente autour de la partie invaginée : elle se gangrène et est rejetée au dehors. A la suite de cette élimination, il survient soit une péritonite qui emporte le malade, le plus souvent, soit une cicatrisation qui occasionnera plus tard un rétrécissement.

Dans l'observation suivante, la disposition du moignon d'invagination formant une sorte de valvule et s'opposant à la sortie des matières fécales, est assez intéressante. Il y avait eu une péritonite chez cette malade : des adhérences solides unissaient les points de la séreuse qui se trouvaient en contact.

OBS. XVIII (Résumé). — Anus artificiel dans la région iliaque droite. — Invagination d'une petite portion de l'S iliaque dans le côlon descendant.

D..., âgée de 23 ans, couturière, entre à l'hôpital Beaujon, dans le service de M. Barth.

Elle est un peu hystérique; bonne santé habituelle; complexion délicate. Pas de tubercules; pas de syphilis. Elle a eu quatre enfants; ses forces sont seulement altérées depuis sa dernière grossesse.

Il y a deux mois, sans cause appréciable, douleurs soudaines, vives, dans l'abdomen; pas de diarrhée. Ces douleurs se dissipent spontanément, mais il lui reste de la constipation. Les matières sont dures, non effilées et contenant quelquefois une petite quantité de sang. Les douleurs abdominales reparaissent avant son entrée à l'hôpital. Constipation absolue.

Du 1er au 6 juillet 1855. Les symptômes : coliques, fièvre, ballonnement, vomissements bilieux, s'aggravent. Les purgatifs et les lavements ne font rien; les lavements sont rendus de suite.

Utérus; rectum et son sphincter à l'état normal. Les symptômes augmentent d'intensité : ballonnement; douleurs par accès, très-vives, rapportées à l'ombilic, et que là pression n'augmente pas; tympanite généralisée.

Le 7. Pouls 120, petit, vibrant ; face rouge, injectée par plaques ; peau chaude ; respiration anxieuse ; douleurs incessantes ; vomissements de matières stercorales. — Huile de croton ; lavements huileux.

Le 8. Pas d'évacuation ; pouls 140 ; affaissement général. Les vomissements et les douleurs ont cessé. La sonde rectale ne peut dépasser la base du sacrum.

Le 9. Facies altéré ; somnolence continuelle ; rémission des douleurs.

M. Robert est appelé et pratique l'opération de l'anus artificiel dans la région iliaque droite.

A l'incision du péritoine, écoulement de sérosité trouble ; une fausse membrane vient faire saillie entre les lèvres de la plaie. L'intestin incisé, sortie de gaz et de matières fécales ; soulagement immédiat et qui dure toute la journée, quoique le pouls soit à 140. L'abdomen reste tendu.

Le 10. Douleurs abdominales très-vives ; l'évacuation des matières fécales par la plaie diminue ; la langue devient sèche.

Le 11. Délire la nuit ; vomissements continuels ; mort.

Autopsie. — Péritonite ; fausses membranes ; côlon très-dilaté. L'incision est sur l'intestin grêle, à 25 centimètres de la valvule iléo-cœcale. Les lèvres de l'incision sont seulement agglutinées ; un peu de matières fécales est épanché en ce point.

L'S iliaque, et le rectum ont leur volume normal. Au point d'union de l'S iliaque avec le côlon, fausses membranes plus abondantes ; au-dessous, on trouve une rainure circulaire, peu marquée, qui délimite les deux portions de l'intestin. La partie étant enlevée avec soin et incisée, on trouve, au niveau du point de réunion de l'S iliaque avec le côlon, une sorte de valvule circulaire de 1 cent. 1/2 à 2 centimètres de largeur, et constituée par les trois tuniques de l'intestin repliées sur elles-mêmes de bas en haut, et maintenues dans cette position par des adhérences solides entre les points de contact de la tunique séreuse. La valvule est molle, bleuâtre, épaisse, et peut arrêter les matières venant du côlon. Le côlon est dilaté au-dessus, infiltré par places. Dans l'espace de 4 centimètres, à partir du rétrécissement, la muqueuse est ramollie, ulcérée profondément en plusieurs endroits ; elle est normale au delà. Rien dans les autres organes. (Besnier, Thèse de Paris, 1857, page 62.)

Résumé de l'observation précédente.

OBS. XVIII (Besnier). — Anus artificiel dans la région iliaque droite. —
Femme de 23 ans. — Invagination de l'S iliaque
dans le côlon descendant. — Péritonite. —
Mort deux jours après l'opération.

§ III.

Occlusion complète par lésion inconnue.

Il est des malades chez lesquels l'occlusion intestinale survient, dure un certain nombre de jours et résiste aux traitements les mieux dirigés. Ces malades succombent et l'on est étonné de ne trouver aucune lésion qui puisse expliquer la terminaison fatale. On a donné à ces cas si bizarres la désignation d'*occlusion par lésion nerveuse*, par *paralysie*. Jusqu'à ce que cette paralysie soit prouvée, j'aime mieux dire « *occlusion par lésion inconnue* . » C'est pour bien faire comprendre ma pensée que je donne plus bas un résumé d'une observation fort instructive de M. Henrot. On trouvera les détails de cette observation dans une très-bonne thèse de M. Henrot sur les « *pseudo-étranglements que l'on peut rapporter à la paralysie de l'intestin* (1). Il s'agit d'une paralysie de l'intestin grêle ayant simulé un étranglement interne. Le diagnostic de la paralysie a été fait par élimination, mais à l'autopsie seulement ; pendant la vie du malade on avait cru à un étranglement interne. En opérant, aurait-on pu sauver le malade? C'est possible. Il n'y avait aucune trace de péritonite. Peut-être qu'après l'opération, l'intestin, paralysé par une distension extrême (si la paralysie existait), aurait pu reprendre ses fonctions.

Dans un cas que nous citerons, M. Nélaton fit l'opération et le malade s'en trouva parfaitement.

Voici ce que nous apprend M. Henrot :

(1) Thèse de Paris, 1865, p. 37.

Résumé. — P. H.. , 66 ans, aide-maçon, entre à l'Hôtel-Dieu de Reims, le 29 mars 1861, dans le service de M. Landouzy. Aucune maladie antérieure, aucune blessure grave. Il y a deux ans, hernie par effort. (Réduction, bandage.) Hernie nulle part aujourd'hui ; santé excellente. Défécation, rien de particulier.

Le 26. Sans aucune autre cause appréciable, coliques très-vives, après avoir travaillé une partie de la journée dans un couloir fraîchement peint à l'essence de térébenthine. Ce qui peut faire craindre au malade un empoisonnement, c'est d'avoir mangé dans la journée cinq petites poires cuites de mauvais aspect.

Toute la soirée et toute la nuit, coliques atroces, avec crampes aux cuisses ; douleurs à arracher des cris ; pas d'évacuations alvines.

Vers trois heures du matin, selle assez abondante, deux vomissements bilieux ; douleurs toujours intenses, ballonnement du ventre.

Le 29. Les souffrances ayant diminué un peu, il entre à l'hôpital. Depuis le 26, pas d'évacuation.

Le soir, ventre ballonné et dur, constipation ; renvois aigres, plus de vomissements. — L'avement purgatif.

Le 30. M. Doyen, suppléant de M. Landouzy, croit à un étranglement interne ou à un volvulus. Ventre ballonné, surtout dans les régions épigastrique et hypogastrique. Moins de sonorité dans les flancs, surtout à gauche.

Point de tumeurs dans l'abdomen.

Pression sur le ventre non douloureuse ; région épigastrique seule sensible.

Pouls fréquent et faible ; souffrances et coliques seulement de temps en temps.

Urine peu, mais facilement ; point de selles. — Huile de ricin ; huile de croton ; fomentations.

A onze heures du soir, constipation persistante ; douleurs redevenues vives. Le malade s'inquiète ; le visage commence à s'altérer. Insomnie, agitation. — Opium, 5 centigrammes.

Le 31. Vomissements jaunâtres dans la nuit ; nausées ; constipation. Le matin, vomissements de matières fécales mêlées de bile. Tympanite très-forte ; semblant de matité à gauche ; facies altéré ; inquiétudes ; extrémités refroidies ; pouls très-fréquent, filiforme.

MM. Doyen, Landouzy, Maldan, croient à un étranglement interne, à un volvulus, etc.

Douche ascendante ; lavements froids ; massage du ventre. — Ces moyens sont sans effet.

Lavement purgatif ; strychnine, 1 milligramme.

Dans la journée constipation continue ; vomissements de matières fé-

cales de plus en plus fréquents, etc., etc. Il s'éteint peu à peu, ayant conservé toujours sa connaissance.

Autopsie. — On ne découvre rien, si ce n'est une adhérence du grand
épiploon à la paroi abdominale antérieure, suivant une ligne qui, partant
de l'ombilic, se dirige en bas et à gauche, parallèlement aux attaches du
diaphragme. Le côlon transverse n'est pas déplacé ; l'intestin grêle est
très-distendu. Rougeur diffuse de l'intestin ; arborisations en quelques
points.

Pas de péritonite, pas de fausses membranes. Rien d'altéré dans l'intestin ; seulement il est un peu friable en quelques points. C'était l'intestin
grêle qui se trouvait dans la région épigastrique. Pas de trace de hernie
ancienne ou actuelle. La muqueuse de l'estomac n'est pas injectée, n'est
pas ramollie.

L'observation de M. Nélaton est la suivante : il attribue les
accidents à une *paralysie temporaire de l'intestin.*

OBS. XIX (Résumé). — Anus artificiel. — Cause inconnue.

G..., 46 ans, blanchisseur, affecté de hernie congénitale, opéré le 6 mai
1849, à l'hôpital Saint-Antoine, présente des symptômes persistants
d'étranglement interne. Les purgatifs sont sans effet. L'opération avait
consisté en débridement du collet du sac, puis réduction de la hernie.

Le malade offre tous les signes de l'occlusion intestinale. M. Nélaton
fait une ponction avec le trocart explorateur ; il s'échappe beaucoup de
gaz et un peu de matières liquides. Les accidents restent les mêmes.

Le pouls est à peu près normal ; abdomen peu douloureux ; pas de
signes de péritonite.

Les symptômes étant graves et opiniâtres, M. Nélaton opère. A l'ouverture du péritoine, il s'écoule un peu de liquide séro-purulent. L'intestin
incisé, des gaz, des matières liquides s'échappent ; les vomissements
cessent.

La nuit est bonne. Évacuations abondantes ; quelques nausées seulement. Le malade va de mieux en mieux.

Moins de quarante-huit heures après l'opération, les matières fécales
passent par l'anus normal.

A partir du quatrième jour de l'opération, le rétablissement du malade
est définitif. L'anus artificiel se rétrécit ; les matières fécales passent en
très-grande partie par l'anus normal. Plus tard, M. Nélaton put fermer la
plaie faite à la paroi abdominale. (Savopoulo, Thèse de Paris, 1851,
p. 46.)

Résumé de l'observation précédente.

OBS. XIX (Nélaton). — Anus artificiel. — Jeune homme de 16 ans. — Suite de hernie; cause inconnue. — Guérison ; fermeture de la plaie.

Cette observation de M. Nélaton se rapproche beaucoup de l'opération exécutée par Renauld, maitre en chirurgie à l'hôpital de Joinville, en Champagne, et qui valut à ce dernier, en 1787, une médaille d'or de l'académie de chirurgie(1) Voici le fait : Après une opération très grave de hernie étranglée, Renauld obtint le rétablissement du cours des matières fécales, la fermeture de l'anus accidentel, enfin, la guérison complète de son malade; mais, un mois plus tard, il survint de nouveaux accidents d'occlusion. Le chirurgien voyant une tumeur avec douleur fixe à l'aine, au-dessus de la cicatrice, incisa les tissus en ce point et rouvrit l'intestin. Une énorme quantité de matières s'écoula; le malade fut aussitôt soulagé. Chaque jour qui suivit, Renauld purgea son malade et lui fit administrer des lavements. A partir du 6e jour après l'opération, les matières fécales recommencèrent peu à peu à passer par l'anus normal, par contre, la quantité qui était rejetée par la plaie diminuait progressivement. Le 28e jour, l'ouverture abdominale était entièrement cicatrisée; la guérison fut, cette fois, définitive.

§ IV.

OCCLUSION INCOMPLÈTE.

Dans ce paragraphe je parlerai des indications de l'opération alors même que le tube digestif peut être parcouru par des matières fécales. Je m'occuperai ici de deux points : l'établissement d'un anus artificiel,

(1) Mémoires de l'Académie de chirurgie, t. III, p. 176.

1° Pour arrêter les progrès de la maladie primitive,

2° Pour remédier aux difficultés des évacuations par rétrécissement extrème.

A. *Pour arrêter les progrès de la maladie primitive.*

Dans les trois observations que je cite, on a entrepris l'opération pour guérir des fistules, suites d'ulcérations entre l'intestin et la vessie (observ. XX et XXI), entre le tube intestinal et le vagin (observ. XXII).

Les fistules vésico-intestinales peuvent occuper l'intestin grêle ou le gros intestin ; celles du rectum sont les plus fréquentes. Les fistules de l'intestin grêle sont très-rares. On peut voir à l'hôpital Necker, au musée pathologique des maladies des voies urinaires (service de M. Guyon) une très-belle préparation de cette lésion. La fistule s'ouvre d'un côté dans la vessie et de l'autre dans l'intestin grêle, à trois ou quatre centimètres du cæcum. Le malade était un homme de 65 ans: depuis trois mois il rendait ses urines par l'anus. Il succomba peu de jours après son entrée à l'hôpital. Les accidents que l'on observa chez lui furent une diarrhée que rien ne put arrêter, la somnolence, l'anorexie, les vomissements deux jours avant la mort.

Les fistules de l'intestin sont produites soit par des affections malignes, soit par des corps étrangers se trouvant dans les voies urinaires ou dans le tube intestinal; par des abcès, suites d'infiltration d'urine; des ulcérations syphilitiques ou dysentériques, etc., etc., etc.

L'urine passant par l'intestin y produit une inflammation très-vive; d'un autre côté, lorsque les matières fécales s'échappent par l'urèthre, les malades éprouvent des douleurs intolérables. Malgré cela, nous dirons qu'il y a indication d'opérer seulement dans les cas d'épuisement du malade par les déperditions ou par les souffrances.

Il en est des fistules *vagino-intestinales* comme des fistules vésico-intestinales : celles de l'intestin grêle sont les plus rares. Ces lésions succèdent soit à des mortifications, suites d'accouchement laborieux, soit à des déchirures produites par l'introduction maladroite d'instruments de chirurgie dans le vagin ; elles peuvent provenir d'affections diathésiques, etc.

Dans les observations XXI et XXII les fistules étaient dues au cancer. Les matières fécales passaient chez l'un, par l'urèthre, chez l'autre par le vagin. Les deux malades souffraient beaucoup; l'épuisement était complet ; ils étaient menacés d'une mort prochaine et cruelle lorsque l'opération est venue leur apporter quelque soulagement et leur permettre de vivre encore quelque temps d'une manière supportable. La malade de l'observation XXII survécut 3 mois; celui de l'observation XXI ne succomba qu'au bout de 5 mois. Dans les deux cas on réussit à fermer la fistule. Les matières fécales ne passant plus par l'urèthre, les douleurs intolérables disparurent: à peine s'échappait-il quelques gaz de temps en temps.

Chez le malade de l'observation XX, la fistule provenait d'une ulcération simple. Le malade n'avait jamais eu de syphilis. Il alla mieux après l'opération : au bout de deux jours l'urine devint claire et fut émise sans douleurs. Tout paraissait marcher vers une guérison complète lorsqu'il survint un abcès profond qui détermina la mort. A l'autopsie il fut facile de voir que l'ulcération faisant communiquer l'intestin avec la vessie avait disparu. On peut dire que ce fut l'accident qui emporta le malade deux mois après l'opération.

Cette opération de la colotomie lombaire a été assez fréquemment employée dans les cas de maladies du rectum, compliquées de fistules, par MM. Curling, Holmes, Pennell,

Bryant, etc., etc. Ces chirurgiens distingués ont déjà un certain nombre d'observations à citer et ils disent n'avoir eu qu'à se louer de leur intervention.

OBS. XX (Résumé). — Colotomie lombaire. — Fistule vésico-intestinale.

Mars 1867. Un homme de 49 ans, père de dix enfants, entre à l'hôpital Guy. Vingt-sept ans auparavant, étant allé aux Indes Occidentales, il avait eu la fièvre jaune. Après cinq années d'absence, il revient au pays en bonne santé, et se porte très-bien pendant vingt et un ans.

Il y a deux ans, il a eu une diarrhée sanguinolente, abondante. Depuis cette époque, et de temps en temps, il a trouvé du sang et des glaires dans ses garde-robes. Des douleurs dans l'hypogastre et à l'anus se montrèrent y a sept mois ; six semaines plus tard, il remarqua des gaz, du sang et des fèces dans ses urines. Dernièrement, il a eu de la difficulté pour ses défécations et des désirs fréquents d'aller à la garde-robe, mais l'acte n'était pas accompagné de douleurs. Les selles n'ont jamais été bien moulées depuis le commencement de sa maladie. Il n'a jamais eu la syphilis.

A l'examen, l'abdomen est naturel ; on ne sent aucune tumeur. L'urine est chargée d'un dépôt de matières fécales ; l'acte de la miction est très-douloureux.

On découvre dans le rectum une ulcération étendue de la portion inférieure, et un rétrécissement manifeste supérieurement. Cette ulcération est libre de toute sécrétion. On diagnostiqua une *ulcération simple avec fistule*, faisant communiquer l'intestin avec la vessie.

Le 27 avril. M. Bryant a recours à la colotomie lombaire.

Un soulagement immédiat fut accusé par l'opéré. En deux jours, l'urine devint claire et son émission se fit sans douleur ; mais un abcès du périnée survint. Ouvert, il guérit, et tout allait bien, quand des douleurs abdominales et vésicales, avec malaise général, survinrent le 20 juin.

Le 25. Une abondante expulsion par l'urèthre de matières fécales digérées jugea ces accidents ; mais les forces diminuèrent rapidement, et, le 27, le malade succombait.

Autopsie. — Le gros et le petit intestin, ainsi que la vessie, communiquent avec un large abcès situé à la base de celle-ci. *L'ulcération fistuleuse de l'intestin était complétement fermée, disparue ;* celle communiquant avec l'abcès restait seule. Le rein gauche était entièrement désorganisé et plein de pus grisâtre, épais, ainsi que l'uretère et la vessie. (Bryant, *Lancet*, 1868, p. 193.)

OBS. XXI. (Résumé). — Colotomie lombaire gauche. — Fistule vésico-
intestinale.

25 février 1852. R. S..., mécanicien en chef sur un bateau à vapeur de
Dublin, âgé de 38 ans, eut une occlusion intestinale. Il est sujet à la
constipation et aux douleurs abdominales depuis deux ans ; urine difficilement.

Il y a six mois, R. S... eut une forte constipation et des douleurs abdominales qui durèrent vingt-quatre heures et ne cessèrent que par l'administration de médicaments fortement apéritifs.

Actuellement, R. S... est malade depuis le 17 ; il a des douleurs dans
l'abdomen et des vomissements ; il va au cabinet toutes les demi-heures,
mais ne rend que de l'eau (probablement de l'urine). Au début de l'attaque, il a souffert beaucoup le long du pénis et urinait difficilement. Le
Dr Ross, qui le vit à bord du steamer, le 20, trouva des matières fécales
dans les urines. Le 24, R. S... rentrait chez lui, épuisé par la souffrance.

Le 24. M. Curling se joint au Dr Ross pour voir le malade. Il est au lit ;
sa figure est anxieuse ; il souffre du ventre ; il a le hoquet et des vomissements ; son pouls est à 120. L'abdomen est distendu, pas trop sensible ;
il n'y a aucun point particulièrement douloureux. On trouve dans les
*urines une grande quantité de matières fécales noires dont le passage par
l'urèthre a causé une douleur intense.*

En examinant le rectum, M. Curling découvre une nouvelle source de
douleurs dans des hémorrhoïdes enflammées. Un long tube élastique introduit dans le rectum ne peut pénétrer au delà de 6 pouces.

Le 26. L'anxiété augmente. Abdomen plus tendu ; pouls plus faible ;
hoquets pénibles ; passage fort douloureux de matières fécales mélangées
à l'urine. Les injections d'eau, qu'on avait ordonnées, n'ont ramené
qu'une quantité insignifiante de stercor ; aucun gaz ne s'est échappé par
l'anus. L'estomac ne peut rien conserver.

L'opération de l'anus artificiel est proposée et acceptée. Le côlon descendant est ouvert dans la région lombaire gauche. L'intestin, qui n'est
pas très profondément situé (le malade est maigre), est facilement atteint.

Rejet par la plaie d'une grande quantité de matières fécales. L'abdomen est dépressible ; l'estomac peut conserver du vin, du thé de bœuf et
d'autres matières nutritives.

Le 27. Libre écoulement des matières fécales par la plaie. Le malade
est un peu épuisé ; il est gêné par des hoquets. — On ordonne de suite
des boissons stimulantes.

Le 28. Les sutures sont enlevées ; la plaie est en bon état ; l'intestin est
un peu renversé.

Le 29. Huile de castor pour faciliter les garde-robes. — Dans la soirée, des *matières fécales molles passent aussi bien par l'anus normal que par l'anus artificiel*; l'urine s'écoule avec très-peu de difficulté et ne contient pas de matières fécales.

Le 9 mars. Les matières cessent entièrement de passer par l'anus normal et par la vessie; de faibles gaz s'échappent par l'urèthre, à de rares occasions. Il y a eu cependant un écoulement abondant de pus visqueux par l'anus, pus mêlé de petits caillots de sang : la quantité se monte à une pinte. Le malade reprend des forces.

Le 26 mai. M. Curling le voit avant son départ pour l'Écosse. Il est toujours faible et émacié. Dans la journée, il peut rester levé deux fois pendant une heure. Il a eu encore un écoulement purulent par le rectum, et éprouve par moments de la douleur en urinant. Une fois ou deux, on a trouvé un peu de matière fécale dans son urine ; il y a huit ou dix jours, il en est passé par l'anus. Il a bon appétit. L'anus artificiel dans la région lombaire est de bonne dimension et ne paraît pas vouloir se fermer. Il y a un peu de renversement de la muqueuse, mais cela ne cause pas de gêne.

Le malade mourut à Greenock, le 14 juillet, ayant vécu cinq mois après l'opération. (Curling, *Med. Times and Gazette*, 18 déc. 1852.)

OBS. XXII (Résumé). — Colotomie lombaire gauche. — Cancer douloureux du rectum. — Fistule vagino-intestinale.

14 février 1863. Les Dʳˢ West et Curling sont appelés à Essex, près d'une dame qui souffrait d'obstruction intestinale provenant d'une grosse tumeur squirrheuse située à la partie antérieure du rectum. L'intestin était comprimé entre cette tumeur et le sacrum. Il s'était formé une *fistule recto-vaginale*, et, avant l'occlusion, à l'exception de *très-petites quantités de matières liquides, toutes les fèces passaient par le vagin.*

La malade fut trouvée au lit : elle était *faible, abattue, et souffrait constamment*; la constipation durait depuis cinq jours.

A l'examen du rectum, le Dʳ Curling ne put trouver de passage, l'intestin étant obstrué par une tumeur solide, dure et de grande dimension, qui fermait aussi le vagin.

La maladie et l'abattement rendant le cas urgent, l'opération estimmédiatement décidée.

M. Davy, de Rumford, ayant administré le chloroforme, le côlon fut ouvert dans la région lombaire gauche. On atteignit l'intestin sans difficulté, mais il était contracté et profondément situé, de sorte qu'il fallut 'attirer à la surface, avant de l'ouvrir. Les bords de la plaie furent unis à la peau par des sutures.

L'irritabilité de l'estomac cessa complètement dès le jour suivant. Deux jours après, elle put prendre de la nourriture.

Il y eut une forte évacuation fécale par l'anus artificiel.

Vers la fin de mars, une communication fistuleuse s'établit entre l'intestin et la vessie, et l'urine s'échappa librement par l'anus, artificiel; mais il ne passa par l'urèthre qu'une petite quantité de gaz et d'urine teinte par les fèces.

La malade s'affaiblit graduellement et mourut de sa maladie cancéreuse, le 9 mai, ayant vécu trois mois après l'opération.

Le Dr Davy écrivit au Dr Curling qu'après l'opération la douleur avait disparu, le moral s'était relevé, le teint et l'état général se trouvaient améliorés. Six semaines avant sa mort, elle pouvait se promener. (Curling, Lancet, 1865, p. 3.)

Résumé des observations précédentes.

OBS. XX (Bryant). — Colotomie lombaire. — Homme de 49 ans. — Fistule vésico-intestinale; ulcération simple. — Abcès profond du bassin. — Mort deux mois après l'opération.

OBS. XXI (Curling). — Colotomie lombaire gauche.—Homme de 38 ans. — Cancer. — Fistule vésico-intestinale. — Mort cinq mois après l'opération.

OBS. XXII (Curling). — Colotomie lombaire gauche. — Femme. — Cancer douloureux du rectum. — Fistule vagino-intestinale. — Meurt trois mois après l'opération.

B. *Difficulté des évacuations par rétrécissement extrême.*

Il s'agit, ici, de cas où la lésion peut provenir de causes différentes, soit malignes, soit non malignes. On peut s'en rendre compte par ce qui arrive à la suite de certaines opérations de hernie étranglée, après l'établissement d'un anus contre nature. Dans ces cas, dis-je, on a observé un rétrécissement de toute la portion de l'intestin qui se trouve au-dessous de l'ouverture anormale. On a même proposé, lorsque les lésions se trouvaient situées à l'S Iliaque ou bien à la partie supérieure du rectum, d'établir un anus artificiel afin de combattre la coarctation par cette voie nouvelle, et, chez les enfants imperforés, pour reconnaître la terminaison précise du tube intestinal.

Dans les cas dont nous parlons, les garde-robes sont encore possibles, mais elles sont pénibles, douloureuses : ce sont continuellement des constipations suivies de débâcles; les excréments doivent être ou mous ou liquides, pour pouvoir être expulsés, et ce résultat ne peut être obtenu que par des injections ou des purgatifs. Dans d'autres cas, les selles sont sanglantes, de couleur chocolat; les matières fécales se trouvent mêlées à des détritus gangréneux, et les garde-robes conservent cet aspect pendant toute la durée de la maladie. Il est facile de comprendre combien la situation du malade est pénible; il s'épuise peu-à-peu, et se trouve à tout instant sous la menace d'une occlusion intestinale complète, avec tous les dangers qu'elle entraîne.

Chez ces malades, quand l'anus artificiel est établi, il ne faut pas songer à les en débarrasser, il surviendrait immédiatement des accidents qui détruiraient la barrière établie devant l'ouverture faite à l'intestin. Il en a été ainsi chez ce soldat confédéré dont parle le Dr Hunt (1). Il avait reçu une blessure au ventre et un anus artificiel s'était formé dans la région iliaque droite. Le cœcum avait été ouvert. Les matières fécales passaient également par l'anus normal et par la plaie abdominale. Le malade se fit opérer deux fois (par autoplastie) mais deux fois la rupture eut lieu et il fut obligé de vivre avec son infirmité.

Dans l'observation XXIII que nous produisons, l'anus artificiel fut aussi conservé, c'était une *sorte de soupape* qui prévint de nouvelles occlusions pouvant devenir prompte-

(1) Pensylvania Hops. Reports, vol. I; Philadelphia, 1868.

ment mortelles. Quatre ou cinq jours après l'opération, l'intestin recouvrait sa perméabilité. A l'autopsie on découvrit à la partie moyenne de l'S iliaque un rétrécissement pouvant admettre le bout du doigt : au-dessous du rétrécissement l'intestin avait un calibre notablement diminué.

La seconde observation (XXIVe) est l'histoire d'un malade affecté de cancer du rectum. La tumeur enveloppait le rectum, adhérant au bassin en arrière et à la vessie en avant; une excroissance *obturait presque* la cavité de l'intestin; l'ulcération avoisinante avait détruit en partie les tuniques du rectum. Le malade était sujet à un ténesme constant; il avait des garde-robes cinq ou six fois par jour, plusieurs fois elles furent sanglantes. L'étroitesse relative du canal se joignant à l'extrême douleur, provoqua l'obstruction. L'opération produisit un mieux dans l'état des parties, aussi treize jours après les fèces purent être expulsées partie par le rectum et partie par l'anus artificiel. On peut, dans des cas pareils, expliquer l'obstruction par une sorte de spasme dû à l'excès de la douleur.

M. Curling dit qu'il a recours à cette opération dans les *vieux rétrécissements intestinaux invétérés* et *négligés*, rétrécissements trop avancés pour pouvoir retirer quelques bénéfices de la dilatation. C'est surtout dans le service des hôpitaux que de semblables cas sont observés, dit-il.

Le Dr Ward, chirurgien de l'hôpital de Londres, a publié dans le *Medical Times and Gazette*, 25 août 1860. l'observation d'un malade qui se trouva très bien de cette opération (colotomie lombaire). Au bout de trois semaines, il pouvait se lever et se montrait très reconnaissant du service que lui avait rendu le Dr Ward. La lésion, dans ce cas, était un *cancer ulcéré* occupant une assez grande étendue du rectum; les *matières fécales pouvaient circuler, mais leur passage produisait des douleurs atroces.*

OBS. **XXIII.** (Résumé.) — Anus artificiel au côté droit. — Rétrécissement cicatriciel à l'S iliaque.

18 décembre 1868. — Instituteur âgé de 43 ans ; petit, maigre, constitution chétive ; atteint d'occlusion intestinale.

Volume énorme du ventre, douleurs atroces. La pression sur l'abdomen est peu douloureuse. Face grippée ; pouls petit ; forces affaiblies. Pas d'évacuation depuis trente trois jours, malgré un traitement énergique.

La veille il y a eu des vomissements fécaloïdes. Avant les accidents, M. Touchard, le médecin ordinaire du malade, n'a pas reconnu de tumeur abdominale. Le toucher rectal ne fait rien découvrir.

Comme il n'y a pas de péritonite, l'entérotomie est proposée et acceptée. Le malade n'est pas chloroformé. On opère au côté droit, suivant les règles posées par M. Nélaton. Évacuation de 14 ou 15 livres de matières fécales. Soulagement très-grand.

Le 23. La *perméabilité de l'intestin est rétablie*. Un lavement administré par le rectum sort par la plaie.

10 janvier 1869. Les accidents se reproduisent : l'obstruction est à l'S iliaque. Injections et sonde œsophagienne introduite deux fois par jour jusqu'au delà de l'obstacle. Rétablissement du cours des matières : leur écoulement par l'anus artificiel cesse peu à peu.

4 mars. État général excellent. Le malade va à la garde-robe naturellement. L'anus artificiel n'a qu'un orifice très-étroit.

7 février 1870. Le malade meurt après avoir décliné pendant quelques mois. Depuis l'opération ses fonctions intestinales se sont accomplies régulièrement. Il ne s'écoulait presque rien par l'anus artificiel.

Autopsie. — On ne peut ouvrir que l'abdomen. Rétrécissement à la partie moyenne de l'S iliaque. Le côlon descendant est très-dilaté au-dessus du rétrécissement et notablement diminué au-dessous.

A l'incision, le rétrécissement est linéaire et si prononcé qu'il n'aurait pu recevoir l'extrémité du petit doigt. Au-dessus la muqueuse intestinale est rouge, épaissie ; tunique musculeuse hypertrophiée ; mais, à son niveau, les parois intestinales n'étaient le siége d'aucune hypertrophie. Ce rétrécissement, de nature cicatricielle, doit être probablement dû à une ulcération intestinale, suites d'une dysenterie grave dont le malade a été atteint à l'âge de 5 ans. (Dr Thomas, de Tours, *Gazette des hôpitaux*, vol. XLII, page 275 et vol. XLIII, page 122).

1870. Mazery.

OBS. XXIV (Résumé). — Colotomie lombaire. — Cancer du rectum. Occlusion incomplète.

X..., caissier d'une banque, âgé de 54 ans, est sujet depuis une année à un ténesme constant; il a 5 ou 6 garde-robes par jour, 3 ou 4 fois elles furent sanglantes. Il y a sept mois il consulta M. Solly qui diagnostiqua un carcinome du rectum dont la masse noueuse est en saillie: cette masse est dure, non-élastique, et oblitère *presque complètement le canal*. L'obstruction complète date du commencement de l'année (1864); l'abdomen s'est développé considérablement. Dix jours plus tard, on l'a admis à l'hôpital Saint-Thomas. Il se plaint de dyspnée et d'envies de vomir.

On l'opère le lendemain de son entrée à Saint-Thomas. *Colotomie lombaire.* Le malade a perdu peu de sang. 3 pintes de matières fécales s'échappent; il s'en écoule encore dans la soirée. Le malade est soulagé.

Le lendemain le pouls est à 85. Le malade a dormi : il a pu manger. La plaie ne paraît pas vouloir se fermer. Un léger prolapsus de l'intestin est facilement combattu par un tampon. Il semble très-bien pendant huit jours; il y avait seulement une tendance à des eschares. Treize jours après l'opération, le malade pouvait s'asseoir deux heures dans la journée; il paraît mieux ; les *fèces passent également par la plaie et par l'anus*.

Le vingt-unième jour, collapsus ; vomissements ; bouffissure du visage; suivis de dyspnée extrême et de crépitation muqueuse très-étendue dans la poitrine : accroissement rapide de ces symptômes; mort en quelques heures.

Autopsie. — Les poumons sont œdémateux et tuberculeux; les bronches sont fortement injectés. Le cæcum est très-distendu par des gaz et adhérent à l'enveloppe du muscle psoas droit : un abcès occupe tout ce muscle.

L'ouverture a été faite au côlon descendant : les bords sont adhérents à la plaie de l'abdomen.

L'S iliaque contenait des matières fécales solides. Le rectum était enfoui dans une masse consistante de tissus infiltrés et adhérant au bassin en arrière et à la vessie en avant. La matière était ferme, fibreuse, et pleine de suc. Une excroissance plus molle proéminait à l'intérieur du rectum, occupant toute la circonférence, et l'*obstruait presque entièrement*. Au-dessous de la tumeur, la surface était ulcérée dans une étendue de 2 pouces au plus; là, les membranes composant le rectum étaient détruites. La masse squirrheuse, au microscope, contenait du tissu fibreux, avec des cellules de grandeurs variées, le plus souvent arrondies et contenant de petits globules d'huile. Il y avait au foie plusieurs tumeurs squirrheuses . présentant, en général, des traces de dégénération centrale. (Samue Solly, *Méd. Times et Gazette*, 23 avril 1864).

Résumé des observations précédentes.

OBS. XXIII. (Thomas.) — Anus artificiel au côté droit. — Homme de 43 ans. — Rétrécissement cicatriciel à l'S iliaque. — Meurt un an et vingt jours après l'opération.

OBS. XXIV. (Solly). — Colotomie lombaire. — Homme de 54 ans. — Cancer du rectum. — Meurt vingt-un jours après l'opération.

SYMPTOMES, MARCHE.

Je n'ai pas à décrire ici les symptômes particuliers présentés par les affections si variées passées en revue dans le chapitre précédent, ni à établir un diagnostic entre elles : c'est en dehors de mon sujet et cela m'entraînerait trop loin. En outre, si le médecin a été appelé de bonne heure et qu'aucun indice n'ait pu déceler la cause du mal (obs. XI), le patient ne présentant aucun signe ou que de faibles signes d'obstruction, l'abdomen étant relativement souple et se prêtant assez facilement à l'exploration, il lui sera bien autrement difficile de s'éclairer lorsque l'occlusion aura provoqué toute la série de désordres dont je vais donner la description. Cependant, lorsqu'à bout de moyens, il devra, en dernier lieu, recourir à l'instrument tranchant, il faut reconnaître qu'il y aura avantage pour l'opérateur d'avoir pu suivre les progrès du mal : prêt à intervenir au moment le plus propice, il mettra de son côté les chances de réussite les plus grandes.

Quel que soit le siége ou la cause de l'obstacle, le principal phénomène qui absorbe l'attention du médecin est la *constipation*. Cette constipation est opiniâtre; elle résiste à tous les moyens employés pour la combattre. Le début de cet accident peut être *brusque;* ainsi, lorsqu'il survient à la suite d'un volvulus, d'un étranglement par une bride, etc., etc.; cependant, même dans ce cas, les symptômes peuvent être complétement trompeurs, témoin cette femme dont parle le Dr Molinié, de Bordeaux, et qui fut traitée pendant dix mois pour un ramollissement de l'estomac. Elle n'avait présenté aucun ensemble de signes pouvant trahir un étranglement interne, aussi fut-on fort étonné de trouver à l'auptosie un étranglement de l'iléon causé par une bride.

Le plus souvent la constipation arrive lentement, après plusieurs débâcles. Les matières fécales et les gaz remplissent peu à peu le tube intestinal, au-dessus de l'obstacle. De vives coliques tourmentent le malade; l'abdomen se tend progressivement, cette tension finit par devenir très-douloureuse.

Les anses intestinales, extrêmement dilatées, font relief : la peau devient luisante; elle s'éraille quelquefois, comme dans la grossesse (obs. X). Il peut arriver que le malade ressente, au début des accidents, une *douleur* vive et circonscrite en un point de l'abdomen ; cette douleur s'irradie bientôt, devient intense, exacerbante, et augmente sous la pression. Le malade se plaint; il n'ose crier, à cause du refoulement des parois de l'abdomen et de crainte d'augmenter son mal.

Enfin, plus ou moins de temps après l'apparition des premiers accidents, l'on voit survenir successivement les symptômes si souvent décrits dans les étranglements herniaires et dans la péritonite : hoquets, nausées, vomissements. Ceux-ci sont chyleux au début, mais bientôt leur couleur devient verte, puis fécaloïdes, c'est-à-dire jaune foncé, épais, non odorants, et non pas d'odeur fécale, comme on serait porté à le croire.

L'anxiété devient extrême. Le pouls est petit, serré, misérable. La face se grippe et pâlit, les yeux s'excavent, le corps se couvre de sueurs visqueuses et froides, les traits s'altèrent. L'agitation du malade est d'abord très-grande, mais, par degrés, ses forces l'abandonnent, il meurt.

Cependant, malgré un état aussi épouvantable, le malade a gardé toute sa connaissance; — souvent, il réclame ardemment une opération qui puisse au moins le soulager ; s'il l'avait repoussée jusqu'à ce moment, il l'accepte maintenant comme une suprême espérance.

Dans quelques cas le mal a paru vouloir s'arrêter : la souffrance s'apaise ; le malade rend quelques gaz ; mais ce calme n'est que passager, les symptômes de l'occlusion reparaissent avec plus de violence, progressent, et les forces du malheureux patient ne tardent pas à être anéanties.

Si l'occlusion est incomplète, on verra se montrer, en même temps que plusieurs des symptômes décrits ci-dessus, des évacuations striées de sang, sanguinolentes, de sang pur ou de couleur chocolat : d'autres fois ce sont de simples selles diarrhéiques. Ces évacuations alternent souvent avec la constipation : dans quelques cas elles ont été observées pendant tout le cours de la maladie. Soit que les désordres produits par l'occlusion augmentent, soit que les forces du malade menacent de s'épuiser dans la lutte, l'opération deviendra bientôt nécessaire. Le même phénomène se présente dans un autre ordre d'affections : je veux parler de certaines rétentions d'urine. Dans les cas auxquels je fais allusion, on voit la vessie du malade se remplir, atteindre des dimensions considérables ; cependant, il a continué à uriner, il urine même fréquemment, mais ce qu'il rejetait n'était qu'une sorte de trop plein.

Je ne m'arrêterai pas à décrire les accidents que produisent les diverses lésions dont les progrès menaçants décideront le chirurgien à tenter l'opération de l'anus artificiel ; je ne chercherai pas non plus à les différencier, je dirai seulement que beaucoup de ces lésions sont des lésions organiques, siégeant à la partie inférieure du tube digestif, et accessibles, par conséquent, aux moyens d'exploration directe. En outre, il est rare, dans ces cas, que le chirurgien n'ait pu suivre pendant plus ou moins de temps les progrès de la maladie. Ce qui l'engagera à agir, c'est l'inflammation violente du tube digestif par le passage continuel de l'urine ; ce sont les douleurs intolérables et incessantes qu'occasionnent les matières fécales cherchant une issue par les voies urinaires dont la muqueuse est irritée ; ce sont les hémorrhagies, la sur-activité de destruction, etc., produites par les matières fécales durcies lors de leur passage sur le siége de la lésion. Toutes ces déperditions sont autant de causes dé mort dans un temps plus où moins rapproché.

DIAGNOSTIC

Pour mettre un peu d'ordre dans cette partie de mon travail, j'adopterai la division suivante :

1° Diagnostic différentiel des maladies qui peuvent simuler l'occlusion intestinale.

2° Diagnostic du siége de la lésion.

Comme je l'ai déjà dit, je n'ai pas à m'occuper des cas où le médecin a pu suivre la maladie dès le début, ni à faire connaître les signes qui l'ont éclairé sur la nature du mal qu'il avait à combattre : je ne dois considérer, ici, que les phénomènes ultimes que présente l'occlusion intestinale.

§ 1. *Maladies qui peuvent simuler l'occlusion intestinale.*

Les signes donnés plus haut me dispenseront de faire un diagnostic différentiel avec la *Colique saturnine* ou la *colique hépatique*. Le médecin sera immédiatement renseigné par l'état du ventre dans le premier cas; par la coloration ictérique de la peau dans l'autre.

Quant à la confusion avec le *choléra*, elle est très rare : cette confusion ne serait possible qu'en temps d'épidémie, le médecin étant alors sous la préoccupation du mal régnant. Cependant, lorsque l'étranglement interne suit une marche très rapide, on a observé tous les symptômes du choléra. Deux excellents signes ont été donnés dans ce cas par M. Gendrin (1). La *tension de l'abdomen* et le *point de départ de*

(1) Gazette des Hôpitaux, 1849, p. 157.

l'affection. De plus, la constipation est habituelle dans l'occlusion; s'il y a diarrhée, elle alterne avec la constipation, et n'est pas *riziforme* comme dans le choléra. Dans le choléra les vomissements ne sont pas *fécaloïdes*.

Le médecin devra tenir grand compte des antécédents : c'est pour ne l'avoir pas fait que le Dr Bainbrigge ne put sauver son malade.

Si l'idée d'une *hernie étranglée* vient à l'esprit, on n'aura qu'à passer une revue des anneaux ou des points qui sont le siége des hernies. « *Il faut explorer jusqu'aux siéges les plus insolites des hernies* », dit M. Broca. Si on ne trouve rien et qu'il y ait cependant une tumeur, la méprise sera possible : De *grands chirurgiens* l'ont commise (1). L'erreur, quant au diagnostic complet, sera plus facile encore s'il y a une persistance des signes d'étranglement interne après *la réduction d'une hernie étranglée*. M. Laugier a observé cette persistance des accidents à la suite d'un taxis violent (2). Dans ce cas extrêmement intéressant, une bride circulaire provenant de la déchirure d'un repli péritonéal invaginé, étranglait une anse intestinale appartenant à la fin de l'iléon. La mort rapide du malade empêcha M. Laugier de tenter l'opération de la gastrotomie. Cependant, la marche de la maladie, le lieu d'origine de la douleur., etc., pourront peut-être guider le chirurgien.

· A la dernière période d'une occlusion intestinale, ou bien dans un cas d'étranglement interne à marche rapide, il y a un diagnostic différentiel à établir avec la *péritonite par perforation*. Cette variété de péritonite présente beaucoup de signes qui rappellent ceux de l'étranglement interne à marche rapide. On interrogera les antécédents avec soin, car

(1) Velpeau, Méd. opérat., 2e édit., t. IV, p. 221.
(2) Bulletin chirurgical, t. I, p. 359.

1870.— Mazery.

très-souvent, dans ce cas, la perforation est la suite d'une *fièvre typhoïde*, d'une *ulcération cancéreuse de l'intestin*, d'un *empoisonnement par des acides concentrés*, de *dysenterie*, etc. On remarquera les signes suivants dans la péritonite : le *frisson de début*, *l'absence de matières fécaloïdes dans les vomissements;* les vomissements sont *verdâtres* dans la péritonite.

Le météorisme existe dans les deux affections, mais il est irrégulier dans l'étranglement interne, au début surtout, tandis que ce ballonnement est uniforme dans la péritonite.

La douleur est aussi un excellent signe. Elle est suraiguë dans la péritonite et apparaît soudainement; elle a bientôt envahi la totalité de la paroi abdominale : la moindre pression sur le ventre, les moindres mouvements produisent des souffrances intolérables. Dans l'étranglement la douleur est, au contraire, plus locale, le ventre moins généralement sensible : enfin, au moyen de l'auscultation on peut entendre, par instants, des bruits de gargouillement.

Un point très-important pour le chirurgien est de reconnaître si la lésion primitive s'est compliquée de péritonite. Et cela arrive assez fréquemment dans les occlusions causées, entre autres, par des brides. L'étude des antécédents, la tension uniforme et extrèmement douloureuse du ventre, serviront de guides au praticien.

On pourrait encore confondre, quelquefois, l'*occlusion incomplète* avec la *dysenterie* c'est lorsque les malades ont des selles *sanguinolentes*, *sanglantes* ou mêlées de *détritus gangréneux.* L'inspection des parties accessibles, tels que le rectum, etc., etc., la perception d'une tumeur par le palper abdominal, les antécédents, mettront sur la voie d'un diagnostic exact.

§ II. *Diagnostic du siége de la lésion.*

Au point de vue où je me suis placé, je n'ai pas à reconnaître la *nature* de la lésion qui a pu produire l'occlusion intestinale, je dois seulement m'efforcer de découvrir si le mal siége dans la partie inférieure ou dans la partie supérieure du tube digestif.

Pour la partie inférieure du tube digestif, tel que le rectum, on mettra en usage, le spéculum, le doigt, les sondes, etc., etc., etc. Si le mal se trouve dans *les parties élevées de la cavité abdominale,* on s'aidera de la palpation et de la percussion pour reconnaître une tumeur. La *douleur locale* sera aussi un excellent signe. La *quantité d'urine rendue* peut contribuer à éclairer le diagnostic : elle est normale, si la lésion est très-basse; elle est diminuée si les parties supérieures sont atteintes, mais il faut qu'il n'y ait ni péritonite ni vomissements trop considérables.

Si la lésion siége sur le gros intestin, on n'observera les vomissements que tardivement, qu'ils soient composés de matières stercorales ou non. Ce sera le contraire lorsque l'obstacle se trouvera sur l'intestin grêle.

On pourra aussi se guider sur l'excellente étude que M. Laugier a faite de la forme du ventre pour reconnaître la portion d'intestin étranglée (1). « Lorsque l'oblitération intestinale « a son siége dans le gros intestin, dit M. Laugier, dès le « principe la distension gazeuse du ventre est portée à un « degré considérable; avant tout phénomène inflammatoire, « l'abdomen est fort distendu d'une manière générale, et sans « douleurs vives à la pression. Lors, au contraire, que l'obli- « tération existe dans l'intestin grêle, on observe pendant

(1) Bulletin chirurgical, t. I, p. 359.

« un temps assez long, après le début des accidents, un
« ballonnement du ventre plus ou moins circonscrit aux
« environs de l'ombilic, tandis que la région occupée par
« le côlon ascendant, transverse ou descendant, est d'autant
« plus déprimée et souple que le bout inférieur s'affaisse et
« revient sur lui-même. La localisation et le degré de météo-
« risme peuvent donc, dans la première période, éclairer sur
« le siége de l'étranglement intestinal. Si même, après plu-
« sieurs jours, les flancs et la région épigastrique sont res-
« tés flasques et sans douleur, cela forme un signe négatif
« qui a une grande valeur pour placer le gros intestin dans
« le bout inférieur. »

Amussat a donné un moyen qui pourrait servir dans bien
des cas pour faire reconnaître approximativement le siége
de la lésion : ce sont les *lavements forcés* : « Lorsque rien ne
« peut indiquer le siége précis de l'obstruction du gros in-
« testin, dit-il, le lavement administré avec le plus grand
« soin est le seul moyen que j'aie trouvé pour s'assurer à
« quelle hauteur se trouve l'obstacle. » Si l'obstacle siége sur
l'intestin grêle, M. J. Cloquet dit qu'on peut introduire *deux
litres* de liquide. Suivant Amussat, la plus ou moins grande
quantité de liquide injecté peut faire reconnaître une lésion
siégeant sur l'intestin grêle, le cæcum, le côlon ou l'S iliaque :
il cite un cas où par ce seul moyen, tous les autres indices
manquant, il put acquérir la certitude qu'une occlusion se
trouvait à la dernière portion de l'S iliaque. Amussat conseille
aussi de faire donner le lavement devant soi, avec le plus
grand soin, afin d'éviter toute erreur; il veut aussi qu'on fasse
une grande attention au liquide rendu par le malade, s'il est
pur ou mélangé de détritus et de matières.

Enfin, dans le cas de *fistules*, je prends pour exemple la
fistule vésico-intestinale, des injections faites dans la vessie
ou dans le rectum, ou dans l'un et l'autre successivement,

pourraient aider à fixer un diagnostic. On se servirait pour ces injections soit d'un liquide coloré, soit d'un liquide contenant un principe facile à déceler par des réactifs. Si la lésion se trouve au-dessus de la valvule iléo-cæcale, l'injection par la vessie passera seule : si la lésion est sur un point quelconque du gros intestin, le liquide injecté dans le rectum reviendra plus ou moins tôt par la vessie, et réciproquement.

Afin de diminuer la tympanite et permettre une exploration plus facile de l'abdomen, on a conseillé une ou plusieurs ponctions du gros intestin et de l'intestin grêle, au moyen du trocart explorateur. Dans quelques cas cette évacuation de gaz pourrait peut-être permettre à l'intestin de retrouver sa contractilité ; il y aurait quelques chances alors de conjurer les accidents.

Dans le but de reconnaître la hauteur de certains rétrécissements du rectum ou de la fin de l'S iliaque, il serait bon l'essayer l'instrument dont se sert M. Pajot pour détacher de placenta. Pour arriver au même résultat on aurait aussi la *sonde graduée* de M. Laugier; cette sonde est munie à son extrémité d'un petit sac de baudruche que l'on insuffle à volonté (1).

Lorsqu'il existe des *lésions doubles,* les deux points malades étant par exemple l'S Iliaque et le cæcum, si le chirurgien est appelé tardivement, le diagnostic complet sera des plus difficiles. Les injections d'eau feraient reconnaître le rétrécissement de l'S iliaque, tandis que la tuméfaction de la fosse iliaque droite, la douleur en ce point, la perception d'une tumeur, etc., décéleraient la lésion du cæcum. Il ne faut pas se dissimuler, toutefois, que l'erreur est ici très-facile.

En opérant suivant les préceptes de M. Nélaton, il est arrivé que des anses intestinales très-développées ont été ouver-

(1) Dict. de méd. en 30 vol., t. XXVII, p. 299.

tes sans qu'aucune matière solide ou liquide s'en soit échappée. Cela venait probablement de lésions doubles : le rétrécissement supérieur n'était pas assez étroit pour empêcher les gaz de passer, tandis que les matières solides étaient *arrêtées*. C'est ainsi que l'on peut expliquer le fait observé par M. Fourrier (1).

« Dans un cas d'occlusion intestinale, la création d'un anus artificiel fut jugée nécessaire par M. Fourrier. La paroi abdominale étant incisée selon les indications de M. Nélaton, l'opérateur saisit la première anse développée qui se présenta, et, après avoir fait les sutures prescrites, ouvrit l'intestin. Rien ne sortit. Les accidents d'occlusion ne cessant pas, après s'être bien convaincu que l'intestin n'était pas ouvert au bon endroit, les sutures furent défaites, l'intestin recousu et replacé dans l'abdomen. Avec beaucoup de peine M. Fourrier put trouver l'anse intestinale qu'il cherchait. Cette fois il y eut un très-fort écoulement de matières fécales. Le malade était déjà très-épuisé ; il succomba peu de temps après. On ne put vérifier la cause de l'erreur, l'autopsie ayant été refusée. »

(1) Gazette des Hôpitaux, 1863, p. 599.

PRONOSTIC.

Dans toutes les affections indiquées au début de ce travail, les accidents étant arrivés au point que j'ai décrit, c'est presque toujours une mort assez rapide et douloureuse qui termine la scène lorsque le traitement chirurgical n'intervien pas.

Si le chirurgien se décide à opérer, s'il le fait dans le moment opportun, les conditions changent. On comprend facilement quel sera alors le résultat final, toute complication à part. Dans les affections malignes, le mal marchera peu à peu et finira toujours par emporter le malade en un temps plus ou moins éloigné ; dans les affections non malignes, au contraire, il y aura beaucoup de chances d'une guérison durable. Ces dernières permettent même d'espérer une terminaison plus heureuse encore : la fermeture de l'anus artificiel, soit par le rétrécissement de la plaie, soit par une nouvelle opération chirurgicale. Dans ce cas, il va sans dire qu'on ne fermera la plaie qu'après s'être bien assuré du cours libre et facile des matières par les voies naturelles. En parlant des suites de l'opération de l'anus artificiel, je compléterai la partie pronostique de mon travail.

OPÉRATION.

L'opération étant jugée nécessaire, le chirurgien, ayant le temps de s'y préparer, devra se munir de bistouris convexes et de bistouris boutonnés, de ciseaux droits et de ciseaux courbes, de pinces à disséquer, de pinces à griffes, d'une sonde cannelée ; de crochets mousses, d'érignes ; s'il choisit le procédé d'Amussat ; de fils métalliques, d'aiguilles courbes, de fils à suture et à ligature, de linge à pansement, etc. Il n'oubliera pas non plus de se précautionner de sondes rectales et d'instruments pour injections, si besoin est.

L'opérateur se fera assister d'un ou de plusieurs aides : un de ces aides sera toujours placé en face de lui. Quant à la position du malade, on comprend qu'elle variera suivant la méthode que choisira le chirurgien. Nous en dirons quelques mots lorsque nous parlerons du procédé opératoire.

L'administration du chloroforme est facultative. C'est le chirurgien qui en appréciera la nécessité. Elle est inutile le plus souvent. Le malade, en effet, est généralement accablé par la souffrance. L'incision des parois abdominales, distendues à ce moment, n'est pas très-douloureuse. Dans la méthode de Littre l'opération est, en outre, assez rapidement exécutée. Dans la méthode de Callisen, la position de l'opéré couché sur l'abdomen, la longueur de l'opération elle-même, sont des conditions défavorables pour l'administration du chloroforme. Cependant les médecins anglais qui opèrent si souvent par le procédé d'Amussat ne reculent pas devant son emploi et ne paraissent pas s'en mal trouver. Nous voyons toutefois, dans l'observation II*, que la mort fut attribuée à

l'emploi du chloroforme. Il survint après l'opération un état
d'irritation du tube digestif ; dés nausées, des vomissements
épuisèrent le malade et amenèrent une issue funeste. Dans
un autre cas (obs. VIII), le chloroforme ne fut pas administré,
parce que la *malade vomissait même pendant l'opération*. Si
l'on se décide à employer le chloroforme on redoublera donc
de précautions dans la crainte d'une syncope, etc., etc.

Avant de commencer l'opération il serait bon de donner
une injection rectale : on essayera de faire pénétrer le liquide
au delà du point rétréci ; pour y parvenir on se servira de
sondes élastiques ayant plusieurs décimètres de longueur.
Dans un certain nombre de cas on a réussi à bien faire cette
injection. On a employé, dans ces circonstances, soit de l'eau
pure, soit une infusion de thé léger (Curling), soit du lait, etc.
Cette injection sera faite avec lenteur ; elle dilatera doucement l'intestin, et sera mieux supportée ; par ce moyen le
gros intestin dilaté sera plus facile à reconnaître. Ces injections peuvent être extrèmement précieuses, car la recherche
de l'intestin est le temps le plus difficile de l'opération, lorsqu'on a fait choix de la méthode de Callisen.

Nous donnons plus loin les deux procédés généralement
employés, soit que l'on veuille opérer par la méthode de
Littre ou par la méthode de Callisen. M. Nélaton a attaché
son nom au premier procédé, le second est celui d'Amussat.
Comme ils donnent les résultats les plus sûrs, nous n'allon-
gerons pas notre travail en transcrivant les divers autres
procédés que l'on trouvera décrits et plus ou moins impar-
tialement appréciés dans les différents traités de chirurgie
opératoire.

Voici le procédé employé par M. Nélaton (méthode de
Littre) :

« Le malade étant en supination, les cuisses légèrement
fléchies sur le bassin, on incise la paroi abdominale à la

région droite ou gauche indifféremment, sur le trajet d'une ligne parallèle au ligament de Fallope, un peu au-dessus de cette ligne et en dehors de l'artère épigastrique. L'incision peut avoir *sept centimètres* dans sa partie superficielle, et *quatre centimètres* dans sa partie profonde. Elle comprend successivement la peau, ia couche cellulcuse sous-cutanée, les muscles grand, petit oblique, et transverse, le fascia transversalis. Arrivé sur le péritoine on pratique, en dédolant, une petite ouverture, que l'on agrandit sur la sonde cannelée. On lie les artérioles qui donneraient du sang. Les anses du bout supérieur, très dilatées par les gaz et par les matières, seront facilement reconnues, d'ailleurs elles se présentent ordinairement d'elles-mêmes à l'orifice et tendent à faire hernie.

Le temps le plus délicat de l'opération est celui de l'incision de l'intestin. On y procède de la manière suivante :

L'anse intestinale se présentant d'elle-même à la plaie, on ne doit pas chercher à la faire sortir au dehors, ni à l'inciser tout d'abord comme dans le procédé ordinaire. On commencera par la fixer à la plaie abdominale par deux points de suture établis aux deux extrémités de l'incision. L'intestin, ainsi assujetti, est alors perforé au milieu et à distance égale des deux angles de la plaie par une aiguille courbe munie de son fil, lequel traverse ainsi la paroi antérieure de l'intestin de dehors en dedans, puis, de dedans en dehors, revient perforer une des lèvres de la plaie abdominale pour sortir à quelques millimètres dans l'épaisseur de cette lèvre : on forme ainsi un point de suture qui comprend dans son anse une partie du calibre de l'intestin et le rebord profond de la plaie abdominale. Avec une autre aiguille on en fait autant à la lèvre opposée, mais en faisant passer cette dernière aiguille par le même point que la première a traversé, pour perforer l'intestin de dehors en de-

dans : on fait un nombre suffisant de points de suture à droite
et à gauche (cinq de chaque côté environ) à la distance d'un
demi-centimètre environ, et l'on incise l'intestin entre les
deux rangs de points de suture dans l'étendüe de deux centimètres au plus » (1).

Dans le procédé d'Amussat (méthode de Callisen.)

« Le malade doit être couché sur le ventre, un peu incliné
soit à droite, soit à gauche, suivant la région choisie pour l'o-
pération. On placera sous l'abdomen un ou deux coussins
afin de faire saillir les régions lombaires. Une *incision transversale* sera alors pratiquée à *deux travers de doigt* au-dessus
de l'os des iles ; ou mieux, au milieu de l'espace compris entre la *dernière fausse côte* et la *crête de l'os des iles*. L'incision
doit commencer au *bord externe de la masse commune* et s'é-
tendre jusqu'au milieu du bord supérieur de l'os des iles, ou
bien jusqu'à la ligne latérale du corps ; on lui donne cinq à
six centimètres d'étendue.

Les *apophyses épineuses lombaires*, la *dernière fausse côte*
et la *crête de l'os des iles* sont les points osseux qu'on peut
prendre pour se diriger. Cependant, la *crête de l'os des iles*
est le guide le plus sûr, et l'on peut dire que l'incision transverse doit correspondre au *tiers moyen du bord supérieur
de cet os.*

Après avoir divisé transversalement la peau, le tissu cellulaire, l'aponévrose, on coupe crucialement le grand oblique,
le petit oblique, le transverse pnis l'aponévrose profonde,
afin de mieux découvrir l'intestin. Par le moyen de l'incision
transversale on agit dans un grand espace d'avant en arrière.
Il peut être nécessaire d'inciser le bord externe du carré
lombaire. Enfin, on voit qu'on est bien plus en mesure pour
se diriger et chercher l'espace celluleux de l'intestin.

(1) Nélaton, Pathol. externe, t. IV, p. 470.

L'incision cruciale profonde est fort utile, elle favorise la recherche de l'intestin ; on devrait faire de même pour la peau, si le sujet avait beaucoup d'embonpoint.

Le temps le plus délicat de l'opération, c'est de se décider à percer l'intestin. Avant d'ouvrir le côlon on doit le mettre bien à découvert; s'il est contracté, il faut le chercher en arrière ; quelquefois, dans ce cas, il est complétement caché sous le carré lombaire. Le tissu cellulaire graisseux qui l'enveloppe doit être enlevé avec précaution. Lorsqu'on opère à gauche, on ne peut explorer le côlon, mis à découvert, que de haut en bas, tandis qu'à droite on peut explorer dans tous les sens et surtout d'arrière en avant, dans une plus grande étendue, ce qui favorise singulièrement l'opération.

La pression avec le doigt et la percussion sont les meilleurs moyens pour s'assurer de la présence de l'intestin ; le défaut de résistance, en dehors du côlon, est un signe fort important.

Quelquefois, on reconnaît le côlon à sa couleur verdâtre. L'injection d'un liquide coloré, ou de l'air par l'anus peut encore aider à reconnaître le gros intestin.

Il ne faut procéder à l'ouverture du côlon qu'après s'être bien assuré que c'est lui et non l'intestin grêle.

Si l'on est gêné on pourrait inciser perpendiculairement le bord inférieur de l'incision cutanée. Lorsqu'on est arrivé sur le tissu graisseux qui enveloppe le rein, il faut l'inciser avec précaution, s'aider de la sonde cannelée, chercher à bien reconnaître le rein de l'intestin. Le gros intestin se reconnaîtra encore à ses bandes musculaires, à ses bosselures, etc., etc. Malgré tous ces signes, il est souvent très-difficile de ne pas commettre d'erreur.

L'intestin bien reconnu, on le saisit avec des *pinces*, ou bien on le traverse avec un fil qui sert à l'attirer à l'extérieur. On le ponctionne alors avec un trocart. Les gaz et les matières fécales qui s'échappent annoncent qu'on est bien dans l'intestin, avec un bistouri herniaire on fait une incision cruciale à l'intestin. Au moyen d'une suture on unit la muqueuse avec la peau, au point le plus rapproché de l'angle antérieur de l'incision faite à la paroi abdominale. Le reste de la plaie abdominale est fermé aussi par une suture » (1).

Plusieurs auteurs anglais conseillent de pratiquer l'incision transversale de la région lombaire, le plus près possible de la crête iliaque ; d'autres veulent que l'incision soit oblique en avant afin d'éviter la section de cordons nerveux, etc., etc.

Lorsque le chirurgien a atteint les parties profondes (procédé d'Amussat) et qu'il a incisé le fascia lombaire, M. Maunder, conseille de faire comprimer l'abdomen du patient par un aide; il se fait alors une hernie du tissu adipeux revêtu d'une fine membrane cellulaire ayant toute l'apparence du péritoine; en coupant ou en enlevant avec soin une portion de ce tissu adipeux, le côlon apparaîtra ou sera facilement perçu par le doigt, à cause de sa distension soit par les matières fécales, soit par le liquide qu'on aura pu injecter dans sa cavité.

Même par la méthode de Callisen il n'est pas toujours facile d'éviter la lésion du péritoine. Le côlon étant dans un cas contracté et comprimé contre la colonne vertébrale par l'intestin grêle dilaté, M. Curling pénétra dans la cavité péritonéale et ayant saisi le côlon, l'attira jusqu'à la plaie abdominale. Une portion de l'intestin grêle fit irruption par la plaie et fut réduite. Il ne survint aucun accident inflammatoire. (Curling, obs. I.)

Pendant tout le cours de l'opération, le chirurgien devra procéder avec lenteur et circonspection. Il devra se servir souvent de la sonde cannelée. Le sang sera étanché soigneu-

(1) Amussat, Mémoire lu à l'Acad. roy. de médecine, le 1er oct. 1839.

sement afin que l'opérateur sache à tout instant où il en est. Les artérioles seront liées de suite, avec le plus grand soin, surtout lorsqu'on choisira la méthode de Littre.

Dans l'opération par la méthode de Littre, particulièrement, le chirurgien doit éviter d'introduire les doigts dans la cavité abdominale. Il doit s'en abstenir autant que possible, de peur d'irriter le péritoine. Si un peu de sang, quelques matières stercorales, pénétraient dans cette cavité, malgré toutes les précautions prises, il essayera de les enlever de suite, une inflammation consécutive étant à craindre. Après s'être bien assuré que rien n'est tombé et ne peut tomber dans la cavité péritonéale il incisera l'intestin, les points de suture étant appliqués. On a vu, il est vrai, des malades résister à des recherches prolongées, l'opérateur ayant passé en revue plusieurs anses intestinales pour découvrir un rétrécissement ; on a vu (obs. de M. Monod) des opérations très-longues et très-douloureuses être entreprises et n'amener aucune inflammation mortelle, mais ces exceptions ne peuvent infirmer la règle et servir de guide au chirurgien prudent. Dans tous les temps on a observé des malades chez qui l'on pouvait tout entreprendre, tandis que d'autres étaient tués par le moindre oubli des règles de prudence. Le chirurgien doit toujours agir comme s'il avait à traiter un malade de cette classe.

Soins consécutifs. — Une fois l'intestin fixé à la paroi abdominale, on se servira, si l'on veut, de fils métalliques pour cela ; le chirurgien aidera à la sortie des matières fécales. Il arrive quelquefois, en effet, que l'expulsion est incomplète ; cela dépend souvent d'une sorte de paralysie de l'intestin. Dans l'observation IV les matières fécales ne sortirent que quelques heures après l'opération. Des injections d'eau pure, des injections huileuses, des laxatifs, etc., etc., seront alors mis en usage.

Après l'opération, le chirurgien fera prendre au malade quelques cuillerées d'un liquide cordial chaud, afin de le remettre un peu. Il ordonnera ensuite des opiacés pour calmer les contractions intestinales et la diète. Le malade, naturellement, sera tenu au lit: des cataplasmes seront appliqués sur la plaie; on y fera des lotions fréquentes.

Des accidents inflammatoires pouvant se montrer, il faudra se tenir prêt à les combattre. Si ces accidents existent ou sont imminents, on emploiera les moyens appropriés: cataplasmes, embrocations sur le ventre, bains, sangsues, saignées, etc., etc. Il est inutile de dire que le séjour hors de l'hôpital est une condition excellente pour ces opérés. Quoique les accidents inflammatoires consécutifs ne soient pas rares nous devons signaler encore ce fait digne de remarque: un soulagement complet se montre presque toujours après l'expulsion des matières fécales.

Il arrive quelquefois qu'une certaine étendue de tube digestif reste perméable entre le lieu de l'occlusion et l'anus artificiel. Par des injections quotidiennes au moyen d'une sonde élastique introduite dans l'anus artificiel (observation XXVI, M. Guyon), on débarrassera ce bout de l'intestin des matières fécales qui l'obstruaient. On a fait dans ce but des injections de lait chaud; à l'aide d'un lithotribe, glissé le long du doigt, on est allé à la recherche des scybales. Mais si la lésion siége sur le gros intestin et que l'ouverture est faite sur l'intestin grêle, on comprend facilement combien la situation devient ennuyeuse pour le chirurgien. Dans l'observation XVIII, la lésion étant à l'S iliaque, l'opération fut faite sur l'intestin grêle à vingt cinq centimètres du cæcum: chez le malade de l'observation XXIII, le rétrécissement siégeait à la partie moyenne de l'S iliaque et l'ouverture eut lieu sur le cæcum. Dans le premier cas la femme mourut au bout de deux jours, une péritonite existait au moment de l'opération. Dans le second cas, il fut impossible de fermer la plaie abdominale, malgré le rétablissement du cours des matières fécales par l'anus normal. Ne peut-on attribuer les accidents de réouverture de la plaie abdominale à la dilatation du côlon par les gaz et les matières fécales qui s'y accumulaient, dilatation résultant du trop grand espace qui séparait le rétrécissement de l'anus artificiel?

L'anus artificiel étant bien établi, tout n'est point terminé pour le chirurgien. Il lui faut sans cesse veiller aux accidents qui peuvent survenir non-seulement par des complications inflammatoires, etc., etc., mais par les imprudences de l'opéré. Quelquefois la cause même des premiers symptômes d'occlusion continue à tourmenter le malade. Ainsi, on en a vu rejeter chaque semaine, par l'anus artificiel, des noyaux de cerises qui avaient été avalées depuis longtemps (observation XII). Pour provoquer l'expulsion d' ces noyaux et éviter des accidents, il fallut recourir régulièrement à des laxatifs.

Aussitôt qu'il le pourra faire après l'opération, le chirurgien donnera des bouillons, puis des potages à son malade; dans la suite il devra soutenir les forces par une nourriture réparatrice. Plus l'incision intestinale est rapprochée de l'estomac, plus les aliments doivent être riches en principes réparateurs et facilement assimilables.

Enfin, si faire se peut, la guérison de l'anus artificiel sera favorisée. On essayera de rétablir le cours des matières fécales par l'anus normal. Pour y parvenir, ayant reconnu la perméabilité possible du bout inférieur de l'intestin, on fera régulièrement des injections dans cette partie du tube digestif; on tentera la dilatation par les bougies; on tâchera d'amener la guérison des ulcérations, etc., etc.

Autoplastie. — Le cours des matières fécales étant rétabli l'atténuation de la maladie ou de la lésion qui a provoqué les accidents d'occlusion.

Observations inédites. — Je transcris plus bas deux observations inédites et très-intéressantes d'occlusion intestinale. Chez les deux malades l'opération de l'anus artificiel fut exécutée par M. F. Guyon, dans son service à l'hôpital Necker. Le procédé employé a été celui de M. Nélaton. Les deux opérations, parfaitement exécutées, ont eu un résultat différent. Dans la première observation il s'agit d'une fille de 36 ans affectée de rétrécissement du rectum. La malade, épuisée par de longues souffrances antérieures et par une affection incurable, ainsi qu'on put le reconnaître à l'autopsie, ne survécut que dix jours. Le soulagement se montra immédiatement après l'opération. L'adhérence de l'intestin à la paroi abdominale fut rapide. La malade supporta plus facilement ses souffrances après l'opération, mais elle s'affaiblit peu à peu et succomba. A l'autopsie, outre les lésions du rectum, on trouva un épithélioma généralisé du péritoine tant pariétal que viscéral.

Dans la seconde observation, l'opération réussit quoique le malade fût dans un état très-alarmant. J'ai pu suivre ce malade pendant plusieurs mois de son séjour à l'hôpital Necker. Il avait retrouvé l'appétit et digérait facilement. L'embonpoint était revenu. En un mot, il paraissait complétement bien. M. Guyon espérait pouvoir rétablir le cours des matières fécales et fermer la plaie ; il faisait chaque jour des injections d'eau tiède dans le bout inférieur de l'intestin, afin de le dilater.

Chez la femme (observ. XXV), l'anus artificiel se trouvait au niveau du cæcum, un peu au-dessus de la valvule iléocæcale ; chez le second malade (observ. XXVI), l'ouverture avait été faite sur l'S iliaque, à peu de distance de sa terminaison.

Au moyen d'une sonde ordinaire, en gomme élastique, on atteignait très-facilement, chez ce dernier, l'endroit où siégeait la lésion, c'est-à-dire l'angle de réunion du rectum avec l'S liaque.

OBS. XXV (inédite). — Anus artificiel au côté droit (*Méthode de Littre*). — Rétrécissement du rectum. — Épithélioma.

Julie C..., domestique, âgée de 36 ans, née à Sens, entre le 9 décembre 1868, à l'hôpital Necker, salle Sainte-Pauline, n° 3, service de M. Lasègue.

La malade est entrée d'abord pour un embarras stercoral. Depuis un mois, et à la suite d'une indisposition qui semblait devoir être passagère et qui consistait en une diarrhée abondante, suite d'indigestion, il survint une constipation opiniâtre. On prescrivit inutilement plusieurs lavements purgatifs, des potions purgatives, et en particulier une potion avec 2 gouttes d'huile de croton, du calomel en poudre, etc. Mais ces moyens échouèrent et la malade entrait à Necker, chez M. Lasègue, le 9 décembre, un mois après le début des accidents.

Le ventre, à ce moment, n'était pas trop volumineux, mais dur et douloureux à la pression. Le côté gauche commençait à se gonfler, au niveau de la fosse iliaque.

L'appétit était devenu nul; il survenait de temps en temps des vomissements; selles supprimées; insomnie. On prescrit quelques purgatifs, et au bout de cinq jours, il y eut une débâcle qui dura deux jours. Opiacés.

6 janvier. M. Guyon fut appelé et fit une ponction exploratrice; il sortit un peu de liquide.

Le 7. Électrisation par M. D...

Le 8. On pratique un anus artificiel dans la fosse iliaque droite. Il s'écoule immédiatement après l'ouverture de l'intestin, une abondante quantité de liquide, qui est projetée avec force, et quelques fragments de matières solides.

Le 9. La dyspnée a cessé; l'anxiété a disparu; le pouls est calme.

Le 10. L'agitation causée par la difficulté de la respiration est revenue.

Le 11. Même état.

Le 12. Pas de fièvre. La malade a rendu un peu de matières fécales par l'anus.

Le 13. Peu d'oppression. Il est sorti beaucoup de matières par la plaie. Il en est également sorti par l'anus. On enlève les points de suture.

Le 14. L'affaissement augmente. Le muguet reparaît. L'évacuation continue à se faire par le rectum. Le ventre est souple.

par l'anus normal, le chirurgien peut encore songer à fermer l'anus artificiel au moyen d'une opération autoplastique. Avant d'entreprendre cette dernière opération , il faudra bien s'assurer que le bout inférieur peut remplir convenablement ses fonctions ; s'il en était autrement, de nouvelles obstructions remettront en danger la vie du malade (observation XIII). Afin d'éviter le retour de semblables accidents on devra combattre plus tard les moindres menaces de constipation.

Les procédés autoplastiques recommandés sont assez variés. D'après celui de M. Velpeau on avivera largement le contour superficiel de l'ouverture abdominale en ménageant le contour profond ; les fils seront passés seulement dans la partie la plus externe de la paroi et modérément serrés; de chaque côté de la suture on fera une incision pour permettre un rapprochement facile ; un pansement complétera l'opération. M. Malgaigne modifiant ce procédé qui ne ferme que la partie extérieure de la plaie, conseilla de réunir les lèvres de l'ouverture intestinale par la suture de Gély. M. Gosselin opère comme M. Velpeau, mais ce qui fait une grande différence entre eux c'est que M. Gosselin avive tout le bourrelet muqueux.

D'après le procédé de M. Laugier (1), procédé qui a donné de très-bons résultats, on cautérise la muqueuse de l'infundibulum ou la muqueuse renversée sous forme de simple bourrelet, au moyen du fer rouge. Ces cautérisations doivent être énergiques. Il faut y recourir plusieurs fois avant d'obtenir l'effet voulu. Au reste, la douleur qu'en ressent le malade n'est pas très-forte. L'anus anormal se rétrécit peu à peu et bientôt se trouve complétement fermé. M. Laugier a appelé ce procédé : *autoplastie par transformation inodulaire.*

(1) Comptes-rendus de l'Académie des sciences, 1859, t. XLIX.

Complications. — Je ne ferai qu'énoncer les complications
contre lesquelles le chirurgien doit se tenir en garde ; ainsi,
autour de la plaie : l'érythème, les excoriations, l'érysipèle.
L'emploi des émollients, etc., etc., du collodion en badigeon-
nages a été conseillé dans ces cas. Mais les complications
véritablement à redouter sont : les nouveaux arrêts de matières fécales, la rupture des adhérences produite par des
distensions du bout supérieur de l'intestin, ou par l'engorge-
ment de l'infundibulum, l'infiltration des parois de ce conduit
provoquant des abcès, etc., etc., les phlegmons et les abcès
profonds (observ. XXIV), les ruptures du bout supérieur de
l'intestin (observ. XIII), etc., etc. Généralement ces dernières
complications sont mortelles. Le chirurgien n'est pas toujours
maître d'éloigner à jamais ces accidents ; nous devons dire
toutefois que, dans bien des cas, les soins continus et l'attention lui seront d'un puissant secours pour éviter ces graves
désordres.

Une complication assez fréquente, mais moins dangereuse
que les précédentes, est le renversement de la muqueuse : on
en fera la réduction par le taxis mais avec beaucoup de mo-
dération, de peur de rompre les adhérences. Le repos au lit
sera plus strictement recommandé. Avec des compresseurs
spéciaux on tâchera de retenir la muqueuse doucement refou-
lée dans l'abdomen : dans quelques cas un simple tampon a
suffi (observ. XXIV). Si cette muqueuse renversée devenait
par trop gênante, et qu'on voulût fermer l'anus artificiel, le
bout inférieur de l'intestin ayant retrouvé sa perméabilité,
on pourrait l'attaquer par l'entérotome. Dans ce cas particulier, trois bons instruments se trouvent à la disposition du
chirurgien : l'entérotome de Dupuytren, celui de Reybard,
et l'entérotome porte-caustique de M. Laugier.

Il me semble presque inutile de dire que le chirurgien
doit tenter, dès qu'il le pourra, la cure ou tout au moins,

struction siége à gauche et dans le gros intestin : aussi l'opération, jugée urgente par M. Guyon, est-elle pratiquée ce matin même dans la fosse iliaque gauche.

Incision parallèle à l'arcade crurale, longue de 9 centimètres environ; dissection, couche par couche, jusqu'au péritoine : celui-ci incisé, points de suture comprenant le gros intestin et les différentes parties incisées. En dernier lieu, incision de l'intestin : sortie immédiate d'une grande quantité de gaz et de matières fécales non moulées, parfaitement liquides.

Le 8. Le malade a été calme toute la journée, n'a pas dormi toute la nuit. Petites coliques par accès; écoulement de matières fécales liquides; ventre souple, non ballonné, non douloureux à la pression. La langue est rouge, un peu sèche; soif vive, pas d'appétit, pas de fièvre; n'a plus en de vomissements. Les bords de l'intestin un peu gonflés; l'ouverture est complétement libre. — Cataplasme sur tout le ventre.

Le 9. Bonne journée et bonne nuit ; absence de frisson. Le malade a pris dans la journée un potage et deux bouillons. Apyrexie complète. Le malade a rendu quelques gaz et quelques matières fécales par l'anus; peu d'écoulement de matières par l'anus artificiel. Un peu de douleur à la pression autour de la plaie; un peu de rougeur, surtout à l'angle supérieur de la plaie.

Le 10. A peu près même état qu'hier ; une seule selle par l'anus. Ecoulement par l'anus articiel. Le malade n'a pas de fièvre, mais il ne dort pas et est plus déprimé qu'hier et avant-hier. — Une pilule d'opium de 5 milligrammes pour la nuit; une portion.

Le 11. Bonne journée. Garde-robe abondante par l'anus, hier, dans l'après-midi. La plaie a bon aspect.

Le 13. Bon aspect de la plaie. Pas de garde-robes par l'anus depuis avant-hier. Pouls petit, irrégulier, intermittent; bruit du cœur, sourd, tumultueux, sans bruit anormal. Le malade nous apprend qu'il est sujet à des palpitations nerveuses qui le prennent de temps en temps. — Inhalations d'éther; potion cordiale.

Le 14. Potion avec teinture de digitale. — Les palpitations ont cessé, le pouls est régulier; évacuation par la plaie. On enlève ce matin les points de suture. Muguet.

Le 15. Malaise général; langue sèche et rouge; pas de fièvre; pouls à 96.

Le 16. Le malade est mieux, moins prostré; la plaie a toujours bon aspect; pas de garde-robes par l'anus.

Le 17. Meilleure figure; n'a pas été à la garde-robe depuis dix-huit heures, ni les voies ordinaires, ni par l'anus artificiel.

Le 18. Le malade va bien.

Le 19. Idem. Évacuation de garde-robes bien moulées par l'anus artificiel.

Le 20. Le malade va bien et mange bien; l'évacuation se fait toujours par l'anus artificiel.

Les 21, 22 et 23. Le malade va bien; pas de garde-robes par l'anus; écoulement par l'anus artificiel.

Le 24. Va très-bien; pas de garde robes. Le malade engraisse.

Le 25. Idem. Le malade va par la plaie.

Les 26 et 27. Idem.

Le 28. On lui permet de se lever.

Les 29, 30 et 31. Même état.

1er fevrier. Même état. Le toucher rectal permet d'enlever une quantité considérable de bouchons de matières fécales, postérieurs à l'opération. Tout à fait au bout du doigt, on arrive sur une partie qui *paraît en arrière, résistante au doigt*. et qui *semble appartenir au sacrum*; *volume environ de la moitié du poing.*

Le 2. A rendu quelques gaz par l'anus.

Les 3, 4, 5 et 6. Même état. Pas de garde-robes par l'anus.

Le 8. Le malade a ressenti quelques envies d'aller à la garde-robe, mais il n'a rien rendu. — On ordonne un lavement tous les jours.

Le 10. Le malade a rendu son lavement sans accompagnement de matières fécales.

Les 11, 12, 13 et 14. Même état; les lavements sont rendus sans matières.

Le 15. La muqueuse intestinale fait hernie; le lavement d'hier a été rendu avec une couleur légèrement roussâtre.

Le 16. Même état.

Le 17. Même état; bon appétit. Le bout supérieur de l'intestin est très-perméable.

On remonte aussi haut que l'on peut. Le bout inférieur n'est pas perméable et le toucher rectal donne les mêmes résultats qu'autrefois.

24 février. On introduit une sonde œsophagienne dans le bout inférieur de l'intestin. Une petite quantité de matières fécales a été retirée.

Le matin le malade a un besoin d'aller à la garde-robe. Un peu de sang seulement a été rendu.

9 mars. Depuis plusieurs jours et plusieurs fois par jour, le malade rend des matières blanchâtres. On fait dans le bout inférieur de l'intestin. des injections d'eau tiède.

17 mars. L'intestin tend de plus en plus à faire hernie. Par le toucher rectal on sent distinctement une tumeur implantée sur la face antérieure du sacrum.

4 avril. L'intestin continue à faire hernie. Cette hernie a la grosseur d'un œuf d'oie.

Le 16. Même état. Le muguet a disparu sous l'influence du collutoire, au sublimé.

Le 17. Pouls fréquent.

Le 18. Prostration profonde. Ventre tendu, dur et douloureux. Mort à une heure.

AUTOPSIE. — *Poitrine.* Quelques adhérences insignifiantes des plèvres, et, dans un des poumons, trois petits noyaux crétacés. Pas de granulations tuberculeuses.

Abdomen. A l'ouverture de la cavité abdominale, il s'écoule une grande quantité de liquide louche, dans lequel flottent quelques débris de fausses membranes. Au devant des intestins on rencontre l'épiploon épaissi, au point d'avoir par places jusqu'à 2 centimètres ; il est compacte et blanc.

Les *intestins* sont distendus et tous agglutinés entre eux par des fausses membranes molles et jaunes.

Le *péritoine,* tant pariétal que viscéral, présente une éruption de granulations blanches, variant, pour le volume, de celui d'un grain de millet à celui d'un pois. Elles sont confluentes à la face inférieure du diaphragme, qui adhère assez intimement au foie ; elles sont très-abondantes dans le cul-de-sac utéro-rectal et sur les deux faces de l'utérus, et plus distinctes et plus petites sur les intestins, dont elles occupent la couche séreuse.

Le *foie* ne présente dans son parenchyme qu'un noyau caséeux, du volume d'une petite cerise ; il paraît sain du reste.

Les *reins* et la *rate* ne présentent pas d'altérations.

Siége de l'étranglement. — Toutes les anses intestinales, tant du gros intestin que du grêle, sont distendues jusqu'à l'endroit où le rectum quitte le péritoine, au fond du cul-de-sac recto-vaginal. On sent à ce niveau l'intestin plus étroit et plus dur, et on voit manifestement son calibre se rétrécir brusquement en ce point. Enlevant alors tous les organes contenus dans l'excavation pelvienne avec la séreuse pariétale, on constate qu'en effet, à ce niveau, on peut avec peine faire passer à travers le rectum une sonde cannelée de trousse, tandis qu'un plus gros instrument ne pénètre pas. Ouvrant alors l'intestin, on trouve au voisinage de l'anus une déchirure de la muqueuse qui paraît avoir pour origine un traumatisme. Au niveau du rétrécissement, la muqueuse rectale présente des saillies inégales, fongueuses ou ulcérées, avec épaississement des parois de l'intestin ; ces lésions n'occupent qu'une petite hauteur qui correspond au rétrécissement.

Anus artificiel. — L'anus artificiel se trouve siéger au niveau du cæcum, un peu au-dessus de la valvule iléo-cæcale.

Les deux bouts de l'intestin contiennent une énorme quantité de matières brunes, à odeur fécale, plus dures dans le gros intestin, semi-liquides dans le grêle.

On ne rencontre sur la muqueuse intestinale aucune autre lésion que l'ulcération du rectum.

Examen microscopique. — Par le raclage, on obtient un suc laiteux ; on y rencontre de nombreuses cellules épithéliales cylindriques. Les granulations intestinales et la masse épiploïque présentent, à l'examen microscopique, un stroma jeune, riche en cellules embryonnaires ; dans les mailles de ce stroma sont renfermées des cellules épithéliales cylindriques (sans cils), fort longues, à gros noyaux ovalaires ; elles sont rangées en tubes à lumière souvent très-petite ; elles ne présentent aucune évolution.

Diagnostic anatomique. — Epithélioma à cellules cylindriques.

OBS. XXVI (inédite). — Anus artificiel au côté gauche. (*Méthode de Littre*). — Rétrécissement du rectum par une tumeur.

X..., âgé de 62 ans, entré le 1er janvier 1870 à l'hôpital Necker, dans le service de M. Chauffard, passe le 6 janvier à la salle Saint-Jean, n° 6, dans le service de M. Guyon.

Le malade présentait les symptômes d'occlusion intestinale : vomissements bilieux et alimentaires, *non fécaloïdes*. Pas de garde-robes depuis le 22 décembre.

Comme antécédents : pneumonie en 1858, bronchite en 1860.

Il dit que, depuis fort longtemps, il était sujet à des constipations qui duraient plusieurs jours et ne cédaient souvent qu'à l'emploi d'un purgatif.

Avant le 22 décembre, époque depuis laquelle il n'a pas eu de garde-robes (quinze jours), le malade souffrait du ventre. Vers la fin de novembre, il avait eu des coliques et de la constipation qui avait cédé à un purgatif. Après deux ou trois jours de repos, il avait repris son travail jusqu'au 27 décembre. Dernière garde-robe le 21 décembre.

Le 27 décembre, après déjeuner, il fut pris de vomissements et de douleurs atroces dans le ventre.

État actuel. — 7 janvier 1870. Persistance des vomissements bilieux et alimentaires ; ne peut prendre aucun aliment solide ou liquide ; la face est un peu grippée, les yeux sont enfoncés et brillants ; crises douloureuses dans le ventre, venant par accès. Le ventre est ballonné ; les anses intestinales se dessinent sous la peau et sont plus accusées à gauche qu'à droite ; la douleur est aussi beaucoup plus vive dans la fosse iliaque gauche que dans celle du côté opposé. Tout semble indiquer que l'ob-

Le 6. On passe une grosse sonde-bougie, qu'on introduit dans le bout inférieur à une profondeur de 7 à 8 centimètres. Puis, au moyen d'une seringue, on injecte de l'eau tiède. On n'obtient aucun résultat.

Le 7. On recommence les injections ce matin. Au moment de l'injection, la sonde pénètre tout d'un coup de 5 ou 6 centimètres : on injecte plusieurs fois de l'eau; des contractions antipéristaltiques commencent, et 3 bouchons, dont le plus volumineux à 5 centimètres de long sur 2 d'épaisseur, remontent le long de la sonde-bougie et sortent par l'anus artificiel.

Le 8. Mêmes injections. La sonde est encroûtée d'un peu de matières fécales seulement.

Résumé des observations précédentes.

OBS. XXV. (F. Guyon.) — Anus artificiciel au côté droit (*Méthode de Littre*). — Femme de 36 ans. — Rétrécissement du rectum. — Épithélioma à cellules cylindriques. — Meurt dix jours après l'opération.

OBS. XXVI. (F. Guyon.) — Anus artificiel au côté droit (*Méthode de Littre*). — Homme de 62 ans. — Rétrécissement à l'angle de réunion du rectum et de l'S iliaque par une tumeur implantée sur la face antérieure du sacrum. — Guérison.

SUITES DE L'OPÉRATION.

L'anus artificiel a généralement la forme d'un infundibulum dont l'ouverture la plus large se trouve du côté de la peau et la partie la plus étroite à l'intestin. En ce point l'ouverture semble se dédoubler, se continuant d'un côté avec le bout supérieur de l'intestin et de l'autre avec le bout inférieur. C'est surtout dans la colotomie lombaire que cette disposition peut être mieux observée. Toutefois, dans l'opération d'après la méthode de Littre, les deux ouvertures sont bien véritablement écartées et on peut facilement le voir lorsqu'il y a renversement ou procidence de la muqueuse (observ. XXVI), ce qui n'est pas très-rare. Je m'empresse d'ajouter, au reste, que cette procidence a été aussi observée dans l'opération lombaire (observ. XXI et XXIV).

Les adhérences de l'intestin avec la paroi abdominale se font très-rapidement. Au bout de deux ou trois jours la plaie est convertie en anus artificiel. A partir du cinquième jour on peut détacher les points de suture.

Dans la grande majorité des cas, la plaie abdominale est bordée par la muqueuse de l'intestin et offre une étendue de deux ou trois centimètres. Les tissus qui avoisinent la muqueuse ont une apparence cicatricielle.

Généralement l'anus artificiel n'a pas de tendance à se rétrécir. Si cela avait lieu, on dilaterait l'ouverture par de l'éponge préparée, des cylindres de racine de gentiane ou de laminaria, des bougies, etc., etc., quelquefois on est obligé de recourir au bistouri (observation XVII).

Dans certains cas, surtout lorsque les matières fécales ont

repris leur route normale, l'anus artificiel se rétrécit peu à peu (observ. XIX), se transforme en un conduit fistuleux et peut même se fermer tout à fait : la plaie intestinale se cicatrise alors parfaitement. On a vu quelquefois les matières fécales sortir également bien par l'anus normal et par l'anus artificiel.

Quoiqu'une pareille ouverture, en de tels endroits, ne soit pas fort agréable pour un malade, il ne faut pas perdre de vue qu'elle n'a été faite que comme moyen extrême, pour sauver d'une mort prochaine précédée de douleurs affreuses. Ajoutons, en outre, qu'un anus artificiel n'est pas incompatible avec des occupations réclamant une grande activité (observ. XVI) ; les devoirs de société peuvent ne pas en souffrir; toutes les fonctions s'exécutent bien. Dans une discussion à l'Académie de médecine on cita même des femmes ayant un anus artificiel qui se sont mariées et ont eu plusieurs enfants, ce qui réjouit fort M. Malgaigne.

Il n'est pas toujours nécessaire de fermer l'anus artificiel par des appareils. Si l'ouverture est au gros intestin, les matières fécales étant généralement moulées, un simple bandage de corps suffira; d'autres fois un tampon fera parfaitement l'affaire : mais si les matières qui s'écoulent sont trop liquides (quand l'ouverture est à l'intestin grêle surtout) il faudra des boîtes en métal, des sacs en caoutchouc, etc., etc. La première malade opérée par Amussat et qui vécut de longues années, avait un anus artificiel remplissant parfaitement les fonctions de l'anus normal. Aucune odeur ne trahissait l'ouverture anormale. La malade semblait même avoir une sorte de pouvoir sur l'occlusion de son anus artificiel. Elle agissait, entièrement comme une personne en parfaite santé.

M. Curling a connu un homme qui survécut 14 ans à l'opération qui lui fut pratiquée par le D' Pennell à Rio-Janeiro. Le malade était affecté d'occlusion complète du rectum, une communication existait même entre le rectum et la vessie. Il guérit parfaitement et put reprendre sa vie très-active de négociant et continuer assidûment ses relations de sociëté.

Par cette opération on peut donc sauver la vie à un certain nombre de malades, et procurer à beaucoup d'autres un soulagement à d'horribles souffrances.

Bien que l'anus artificiel ne soit pratiqué que dans des cas réellement désespérés, après avoir longtemps attendu, le chiffre des résultats heureux n'est certainement pas à dédaigner. Pour ce qui concerne les faits énoncés dans mon travail, je n'établirai pas une comparaison entre les cas heureux et ceux dont la terminaison a été plus ou moins rapidement fatale, parce que j'ai cherché plutôt des observations pouvant s'adapter aux différentes classes de mes *Indications*. Cependant, ceci accordé, j'ai voulu résumer ces observations afin de faire connaître les suites de l'opération, et, dans les cas malheureux ou moins heureux, le temps qui s'est écoulé entre le moment de l'opération et la mort. On trouvera ce tableau plus bas. Des résultats heureux et non consignés dans mon travail ont été publiés tant en France qu'à l'étranger; mais, le plus souvent, j'ai dû négliger ces observations justement parce que le diagnostic n'avait pu être confirmé par l'autopsie.

Résumé.

1° Cancer de la paroi intestinale (obs. de I à VII).
   A vécu au moins huit jours (Malgaigne, obs. VII).
   A vécu au delà de cinq mois (Curling, obs. III).

2° Tumeurs malignes hors de la paroi intestinale (obs. de VIII à XI).
   A vécu au moins huit jours (Jukes, obs. X).
   A vécu au plus deux ans et dix-huit jours (Baker, obs. VIII).

3° Rétrécissement de l'intestin (obs. de XII à XV).
   A vécu au moins trente heures (Nélaton, obs. XV).
   A vécu au plus trois ans moins vingt-quatre j. (Clément, obs. XII).

4° Obstruction de l'intestin.
    A vécu un an et 9 mois (Field, obs. XVI).

5° Tumeurs hors de la paroi de l'intestin.
    A vécu quatorze mois (Clarkson, obs. XVII).

6° Invagination de l'intestin.
    A vécu deux jours (Besnier, obs. XVIII).

7° Cause inconnue.
    Guérison, fermeture de la plaie (Nélaton, obs. XIX).

8° Fistule vésico-intestinale (ulcération simple).
    A vécu deux mois (Bryant, obs. XX).

9° Fistule vésico-intestinale (cancer).
    A vécu cinq mois (Curling, obs. XXI).

10° Fistule vagino-intestinale (cancer).
    Mort après le troisième mois (Curling, obs. XXII).

11° Rétrécissement de l'S iliaque (occlus. inc.).
    A vécu un an et vingt jours (Thomas, obs. XXIII).

12° Cancer du rectum (occlus. inc.).
    A vécu vingt et un jours (Solly, obs. XXIV).

Les deux observations de M. Guyon nous donnent les résultats suivants:

13° Rétrécissement du rectum. — Épithélioma (obs. XXV).
    A vécu dix jours.

14° Rétrécissement du rectum (à l'angle de réunion avec l'S iliaque).
    — Tumeur (obs. XXVI).
    Guérison.

CHOIX DE LA MÉTHODE.

De vives discussions sur ce point se sont élevées entre les chirurgiens. Les uns ne voulaient entendre parler que de la méthode de Littre, les autres ne connaissaient rien de supérieur à la méthode de Callisen. Le vrai, c'est que les deux méthodes ont donné de bons résultats. L'opération dans la région lombaire, d'après le procédé d'Amussat, perdrait de ses difficultés si on voulait s'exercer convenablement à la pratiquer. Ce serait, dans beaucoup d'occasions, une ressource précieuse : on pourrait ainsi suivre le précepte excellent d'ouvrir l'intestin non loin de la lésion. Il n'est pas indifférent, non plus, d'éviter l'incision du péritoine. D'après la méthode de Callisen, en effet, les péritonites sont rares. Le procédé de M. Nélaton diminue beaucoup les chances d'inflammation de la séreuse péritonéale, mais on ne l'évite pas toujours. Chez l'adulte, le côlon étant le plus souvent distendu ou extensible, et dépourvu de mésocôlon dans une certaine partie de son étendue, peut être assez facilement atteint par le chirurgien. Tout cela mérite donc une sérieuse considération.

Dans les discussions qui ont eu lieu à l'Académie de médecine, on est arrivé à cette conclusion que la méthode de Littre était préférable pour les enfants parce que l'opération se faisait rapidement, ce qui est très-avantageux, les enfants ne pouvant supporter, sans grands dangers, la longueur de l'opération par la méthode de Callisen. De plus, ajoutait-on, chez ces petits malades le côlon n'est pas toujours facile à trouver. Chez l'adulte, on a reconnu que le procédé d'Amussat n'était pas à dédaigner pour les raisons que nous avons énumérées plus haut.

Avant d'entreprendre l'opération de l'anus artificiel, le chirurgien peut être indécis sur le choix de la méthode ; je ne veux pas oublier de lui mentionner ici deux points dont il doit bien tenir compte. Chez les malades ayant beaucoup d'embonpoint la méthode de Callisen est d'une exécution difficile, à cause de la profondeur de l'incision nécessaire pour arriver jusqu'au côlon, et la quantité de tissu graisseux qui enveloppe cet organe. D'un autre côté, chez les personnes âgées, les femmes surtout, on ne doit pas renoncer à la méthode de Littre par la crainte d'une péritonite, ces inflammations à la suite d'une opération sont rares chez elles.

CONCLUSIONS.

Arrivé à la fin de mon travail et résumant ma pensée, je dirai :

1° La création d'un anus artificiel est une opération extrêmement utile ; elle peut trouver son application dans des cas assez nombreux et variés.

2° Quoiqu'on ne doive y recourir que dans la période ultime des affections citées dans ce travail, après avoir essayé les moyens médicaux ou chirurgicaux recommandés, il vaut mieux se décider tôt que tard, car il faut surtout éviter l'épuisement du malade.

3° Dans les affections malignes, l'opération ne produit qu'un soulagement très-grand et plus ou moins prolongé, la maladie étant incurable et devant peu à peu suivre son cours, mais le médecin a arrêté les déperditions et retardé l'épuisement ; il a ainsi éloigné le moment de la mort.

4° Dans les affections non malignes, l'opération peut sauver le malade pour un nombre d'années indéterminé.

5° Dans les obstructions simples, c'est-à-dire sans lésions des parois de l'intestin ni diminution de son calibre, le cours des matières fécales peut être rétabli et le malade définitivement sauvé d'une mort certaine.

6° Dans les ulcérations intestinales, cancéreuses et autres, qui ont produit une communication avec la vessie et provoqué des douleurs intenses, etc., etc., l'opération a amélioré l'état local et rendu la vie supportable au malade.

7° Dans les lésions sus-énoncées, de même que dans les occlusions incomplètes par rétrécissements, il ne faut opérer que si la vie du malade paraît menacée dans un temps plus ou moins prochain.

8. Le rétablissement du cours des matières fécales par l'anus normal contribue, dans les obstructions simples, à fermer l'anus artificiel. Dans d'autres cas l'anus artificiel est transformé en conduit fistuleux, ou bien les fèces sortent par les deux ouvertures, l'anus anormal servant de véritable soupape de sûreté.

9° Dans le plus grand nombre d'observations, l'anus artificiel a été permanent: parmi ces faits il y a eu des guérisons définitives.

10° Dans des cas où l'anus artificiel a été permanent, l'infirmité a pu être entièrement dissimulée; la vie de société, les travaux pénibles ont été repris *sans inconvénients* par le malade et *pour ceux qui l'approchaient.*

11° L'opération est contre-indiquée quand il y a péritonite. La mort serait alors certaine et peu éloignée. Il faut opérer dans des cas tout opposés.

12° Les complications graves sont relativement rares; on peut éviter ou tout ou moins atténuer les conséquences fâcheuses d'un certain nombre d'entre elles.

13° Chez l'adulte, le choix de la méthode et du procédé opératoire dépend du siége de la lésion.

14° Il faut toujours opérer, *à moins d'indications contraires,* le plus près possible de la lésion. Plus près on est du rectum, meilleures sont les chances de complète réussite. Ordre à suivre : S iliaque, côlon descendant, côlon ascendant, cæcum, en dernier lieu, intestin grêle.

15° L'incision du péritoine n'est pas aussi grave qu'on le craint généralement, de nombreux exemples de guérison à la suite de l'ovariotomie, entre autres, le prouvent.

16° Si on incise le péritoine, il faut le moins possible introduire le doigt pour aller à la recherche de l'intestin sur lequel siége la lésion. Il faut aussi faire en sorte qu'aucune matière étrangère ne puisse pénétrer dans la cavité abdominale.

17° La péritonite consécutive peut survenir dans la colotomie lombaire, mais elle est plus rare que par la méthode de Littre.

18° L'opération dans la région lombaire n'offre pas des difficultés insurmontables; c'est une affaire de pratique.

19° Dans la colotomie lombaire on peut facilement éviter la lésion du péritoine, chez les sujets maigres surtout. Chez les malades chargés d'embonpoint l'opération est plus difficile à cause de la profondeur de situation du gros intestin. Nous ne ferons que mentionner la blessure possible du rein.

20° Le développement généralement considérable du côlon aide beaucoup, lorsqu'on fait choix de la région lombaire. Dans un certain nombre de cas on peut se servir d'une injection d'air ou d'un liquide tiède par le rectum.

21° Quoiqu'un anus artificiel soit fort incommode, la vie, à cause de cela, n'est pas insupportable pour le malade. En outre, des perfectionnements seront certainement apportés pour soulager l'opéré.

22° C'est, en grande partie, par les soins consécutifs que les malades sont sauvés. Il faut toujours veiller aux accidents; tenir la plaie très-propre; entretenir la liberté du ventre; empêcher le malade de commettre des imprudences.

1870. — Mazery.   13.

23° Dans un certain nombre de cas, si la lésion est accessible aux instruments, etc., on peut essayer de rétablir le cours des matières fécales et leur passage par les voies normales. On se servira pour cela de bougies, d'injections d'eau, etc., etc.

24° Si le cours des matières fécales se rétablissant, la plaie, malgré cela, reste ouverte; après s'être bien assuré de la complète perméabilité de l'intestin on fermera la plaie abdominale par une opération autoplastique.

QUESTIONS

Anatomie et histologie normales. — Du thorax.

Physiologie. — De la persistance de la contractilité musculaire après la mort, et de la rigidité cadavérique.

Physique. — Mélange des gaz; solubilité des gaz dans les liquides; influence des sels dissous; applications physiologiques.

Chimie. — Qu'est-ce qu'un corps simple? Caractères généraux qui distinguent un métalloïde d'un métal; division des corps simples en familles naturelles.

Histoire naturelle. — Qu'est-ce qu'un ruminant? Comment les divise-t-on? De la moelle de bœuf, du suif, du chevrotain porte-musc et du musc; que présente de particulier le sang des chaméliens?

Pathologie externe. — Des varices et de leur traitement.

Pathologie interne. — Des complications et des suites de la scarlatine.

Pathologie générale. — De l'hérédité dans les maladies.

Anatomie et histologie pathologiques. — Des fausses membranes.

Médecine opératoire. — De l'iridectomie; de ses accidents, et des moyens de les combattre.

Pharmacologie. — Des émulsions et des loochs. Quels sont les différents moyens employés pour émulsionner les résines, les gommes-résines, les corps gras, etc.?

Thérapeutique. — Du régime dans les maladies aiguës.

Hygiène. — De l'alimentation insuffisante.

Médecine légale. — De la valeur des symptômes et des lésions dans les cas d'empoisonnement.

Accouchements. — Données fournies par l'auscultation dans le diagnostic de la grossesse.

Vu bon à imprimer,

LAUGIER, Président

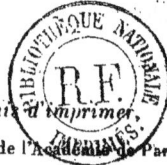

Permis d'imprimer,

Le Vice-Recteur de l'Académie de Paris,

A. MOURIER

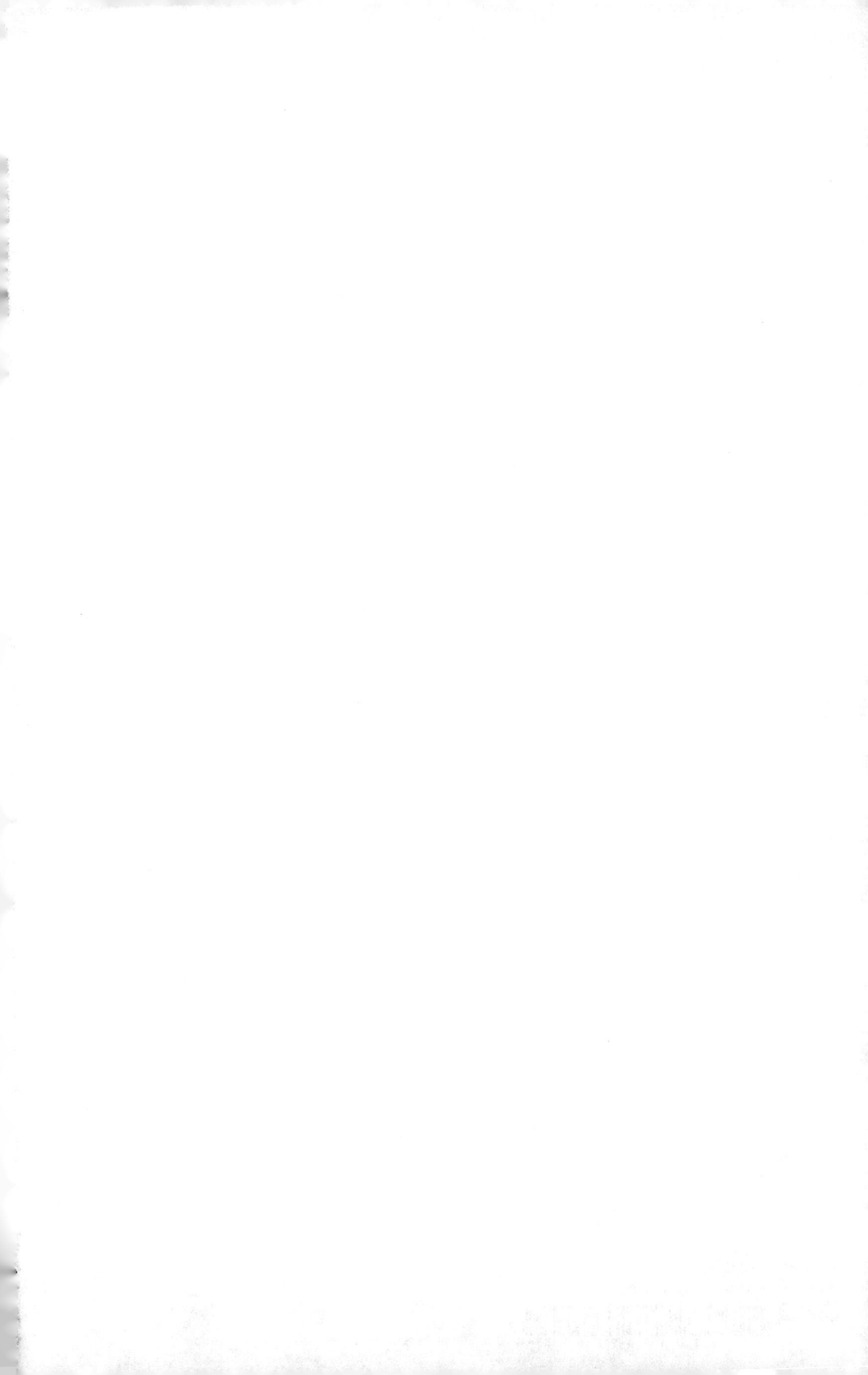

www.ingramcontent.com/pod-product-compliance
Lightning Source LLC
Chambersburg PA
CBHW071106210326
41519CB00020B/6186